JN098414

脳のゴミを洗い流す「熟睡習慣」

スマホ脳・脳過労から
あなたを救う

脳神経外科医
奥村 歩

すばる舎

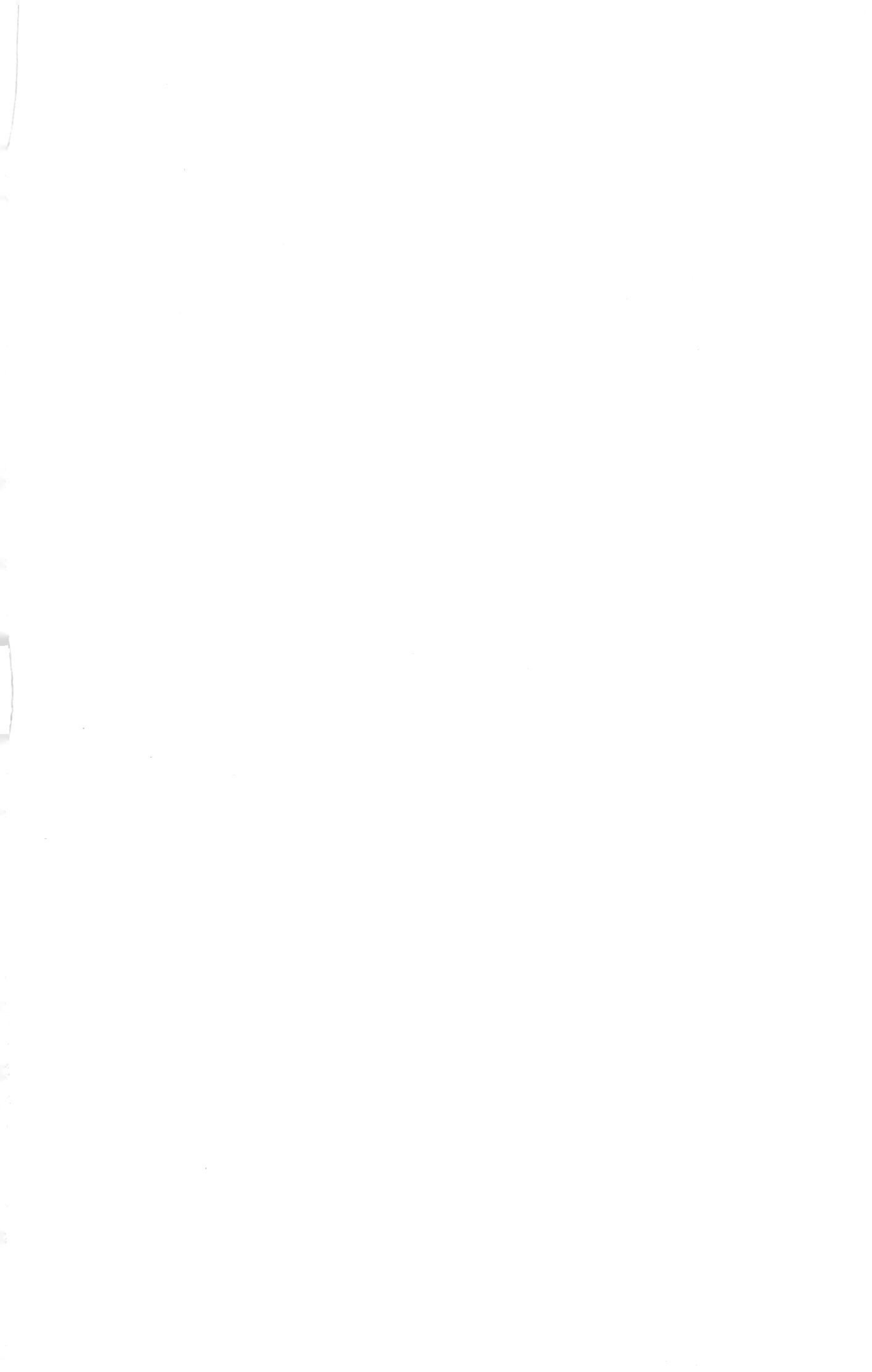

はじめに
脳過労・睡眠負債が、日本の元気を奪っている!

皆さん、元気ですか?　ぐっすり眠っていますか?

大リーグの大谷翔平選手が、「二刀流で活躍するのに、最も大切にしている生活習慣は?」とインタビューされた際、「ぐっすり眠ること!」と。この答えには、「意外だ!」と反応とした日本人は多かったのではないでしょうか。

睡眠が、仕事や家事のパフォーマンスを高めるためにも、健康のためにも大切なことは、皆さん実感されていることでしょう。しかし大半の日本人は、睡眠をそこまでは重要視していないでしょう。

私は、「もの忘れ外来」を中心に診療している脳神経外科医です。「もの忘れ外来」を創設した20年前、受診される方は、ほとんどが認知症の高齢者でした。ところがこの10年、働き盛りの受診者が急増しています。
「仕事や家事の能率が上がらない」「人と話すとき、上手に言葉が出てこない」「疲れがとれなくて頭が働かない」などと心配されて来院されます。

最近では、20代〜60代（若年者層）の受診者が、全体の半分も占めるようになってきました。認知症になるには、まだまだ若い世代。

この世代の方々の、記憶力・判断力・コミュニケーション力の低下の原因の多くは、**「睡眠負債による脳過労」**です。

情報化社会、デジタル社会の**スマホ依存症**。そして、コロナ禍や戦争、国際情勢、円安、物価高、複雑な人間関係による**「不安な時代」**。現在、私たち日本人の脳は疲れ切っています。

脳過労では、元気がなくなってしまう。**脳の疲れをとり、その機能を回復させる最大の武器は「良い睡眠」であり、睡眠の究極の目的は「脳のメンテナンス」なのです。**

それなのに、日本人の睡眠は充実していません。

『悪い奴ほどよく眠る』（黒澤明監督）という映画が、高度成長期の古き昭和にヒットしました。それ以来、この言葉はまるでことわざのように日本に根づいてきました。勤勉で生真面目な日本人は、「ぐっすり眠る」ことに罪悪感を覚える傾向があるようです。最近のOECD（経済協力開発機構）による世界比較で「日本人の睡眠時間が世界の他の国の人たちの平均より**1時間以上も短い**」という、データが明らかになりました（詳しくは後述）。

日本人は、睡眠負債のリスクが最も高い国民です。**睡眠負債では必然的に脳過労**をきたし、**脳過労は万病の元**となります。なぜなら、脳は、私たちの知能・意欲・希望・感情をコントロールしているだけでなく、身体の司令塔でもあるからです。

脳過労では、**高血圧・糖尿病**といった生活習慣病を引き起こします。それが、**心臓**

病・脳卒中・うつ病・ＭＣＩ（軽度認知障害）のリスクを高めます。さらに老後には、**認知症**という大きな壁が立ちはだかります。

睡眠医療では、睡眠不足と睡眠負債とを区別しています。

「心配事があって、昨日はよく眠れなかった」と自覚がある睡眠不足は、すぐに取り返すことができるでしょう。それに対して、自覚が少なく**無意識な睡眠不足の蓄積こそが睡眠負債**です。睡眠負債は、私たちの生活に悪影響を及ぼし、借金地獄と同じように恐ろしいものだ、という警鐘を鳴らす意味を含めて命名されました。

本書では、睡眠負債のメカニズムと実態、克服法を次のように記しました。

1　脳を護る医療現場から、実際の豊富な症例を紹介します。

2　アルツハイマー型認知症やうつ病などの脳疾患と睡眠負債との関係を最新の世界的な知見からひも解きます。

3　脳過労、「スマホ認知症」という新しい概念を丁寧に説明します。

4　熟睡するための具体的な生活実践法を紹介します。

本書で、「脳のメンテナンス」の視点から睡眠の大切さを理解してください。そして、**ぐっすり眠るための、ちょっとしたコツ**を今日から実践していただき、**熟睡習慣**が、皆さんの**元気・希望・病気の予防**につながれば幸いです。

２０２３年８月

脳神経外科医　奥村　歩

脳と身体をむしばむ三つのサイン

脳過労

私たちの脳は、視覚・聴覚・嗅覚・味覚・触覚の**五感を通じて情報を「入力」し、脳の前頭葉と呼ばれる場所で情報の取捨選択と整理を行い、言葉や行動として「出力」しています。**

しかし、入力される情報量が多過ぎたり、同時に複数のことをこなそうとする「マルチタスク」になると、脳はものすごく疲れてしまいます。そのため、脳内で処理しきれない情報が氾濫し、**脳内はゴミ屋敷**のようになってしまいます。**この状態を「脳過労」と言います。**脳過労は認知機能の低下と心身の不調を引き起こします。

睡眠負債

「睡眠負債」とは、いわば**「睡眠の巨額な借金」**のことです。

睡眠負債は、単なる睡眠不足とは異なります。「昨日は徹夜した」「昨晩はよく眠れなかった」などは、自覚がある睡眠不足です。そんな場合は、翌日に良く寝れば大丈夫でしょう。

それに対して、**自覚のない毎日の1～2時間程度の睡眠不足が、ジワジワと積み重なり、心身の健康を崩してしまうのが、睡眠負債**です。無意識の日々の小金の借金でも、塵も積もれば山となり、いつの間にか、首が回らなくなる借金地獄に陥ってしまいます。**睡眠負債は借金地獄と同じように恐ろしいもの**なのです。

睡眠負債になると次のような症状が現れます。

身体的な不調としては、疲労感、免疫力の低下、肥満、糖尿病や高血圧などの生活習慣病の悪化など。脳機能の不調としては、記憶力・思考力などの認知機能の低下、感情の不安定、抑うつ状態などです。

こうした睡眠負債が改善されないと、高血圧・糖尿病から心筋梗塞・脳卒中など重篤な生活習慣病に移行するリスクもはらんでいます。

さらに、うつ病やMCIから認知症に進展する危険性が高まります。

ＭＣＩ（軽度認知障害）

ＭＣＩ（軽度認知障害）は認知症ではありません。しかし、加齢のせいではすまされないほどの記憶力の低下があり、自分でも、また周囲の方も気がつくほどのひどい「もの忘れ」が起こります。

そのため、大事な約束を忘れてしまったり、会話の流れがどうしてそうなったかを思い出せないなどの症状が出ます。また、同じ質問を繰り返す、状況を説明する適切な言葉が思い浮かばない、などといったことも起こります。

ＭＣＩとは、まさに「認知症予備軍」なのです。しかし、ＭＣＩの方のすべてが認知症に移行するわけではありません。

このＭＣＩの時期にどのような対策や治療を講じるかが、認知症に進行してしまうか、症状を落ち着かせて通常の日常生活ができるようになるかの分かれ道になります。

目次

第1章 睡眠中に脳のゴミを洗い流す機能が認知症を予防する

第2章 スマホ依存から逃れて脳過労、不眠を解消する

第3章　睡眠負債は万病の元である！

第4章 睡眠外来の薬物療法最前線

第5章 薬に頼らず「ぐっすり眠る」ための実践法

Staff
アートディレクション　尾崎文彦(tongpoo)
ブックデザイン　目黒一枝、島崎未知子(tongpoo)
イラスト　岡本典子
編集協力　松重貢一郎
編集制作　早草れい子(Corfu企画)
編集担当　大石聡子(すばる舎)

序章

脳の健康を護るために「ぐっすり眠ること」がなぜ大切なのか？

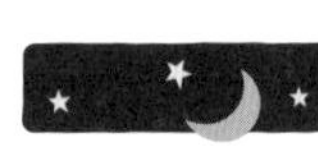

日々の睡眠不足がもの忘れの原因に!?

「日本人は世界ワーストレベルで睡眠時間が短い」

これは、ＯＥＣＤ（経済協力開発機構）調査による「国別平均睡眠時間（２０１８年）」で明らかにされたデータです（52ページのグラフ参照）。

日本人の平均睡眠時間は７時間22分。加盟国など平均と比べると１時間３分も、短いのです。この睡眠時間を見て、少ないと思うか、これで十分と思うかは、もちろん世代によっても受けとめかたは違うでしょう。

はじめに、私のクリニックに来院される「もの忘れ」のトラブルを抱えている患者さんの中で、「睡眠負債がもの忘れの原因になっている！」という典型的な症例を紹介します。

症例1

「睡眠の質が仕事の能率のカギを握っている」

Sさん　45歳　男性
症状：もの忘れ・仕事の能率が悪い

Sさんが、「もの忘れ外来」を受診されました。

最近、もの忘れやうっかりミスが多く、仕事の能率が悪いことを、深刻に悩んでいるご様子です。

実は、この10年、「もの忘れ外来」の患者さんが、どんどん若年化しています。30代～50代の働き盛りの方が非常に多く訪れます。その原因は、**日本人の抱える「睡眠負債」にある**と、私は睨んでいます。

Sさんの日頃の体調は、特に問題ありません。定期的に受診する健康診断でも異状は認められません。健康に対する意識も高く、週に2回は夜のフィットネスジムで汗を流しているようです。仕事・人間関係など、大きな悩み事もなくメンタル面も大丈夫、とのことです。

ところが、自分の脳が以前のようにうまく働かないことを自覚して、「もの忘れ外来」を受診されたのです。

早速、Sさんに脳機能（認知機能）の検査をしました。

その結果、記憶の想起（必要な事項を思い出す機能）・遂行実行機能（頭に思い描いたことを、段階に従って実行する脳機能）・創造力（記憶の断片を、新しい組み合わせにする力）が著しく低下していました。しかし、MRI検査では異状はありません。

私は、**「脳過労」と診断しました。これは、脳が疲れ過ぎて、情報処理能力が低下した状態です。**

さて、Sさんの「脳過労」の原因は何でしょう？

Dr.O「Sさん、ぐっすり眠れていますか？」
Sさん「特に問題ないと思います。5時間は寝ていますし……」
Dr.O「夜中にちょくちょく目が覚めませんか？」
Sさん「おしっこが近いため、1～2回はトイレに起きます」

40代のSさん。睡眠時間は5時間と比較的短めです。熟睡できていれば、おしっこが膀胱に溜まっても目が覚めないはず。Sさんには一度眠ったあと、夜中に目が覚めてしまう「中途覚醒」がみられそうです。トイレのために目が覚めるのではなく、睡眠が浅いから、尿意で覚醒してしまうのです。

さらに、

Dr.O「朝は決まった時間に起きていますか？」
Sさん「6時に、一応アラームはセットしてあるのですが、その前にたいてい飼い犬の鳴き声で目が覚めてしまって、二度寝ができずそのままぼんやりしています」

これも問題です。早朝のレム睡眠（92ページ参照）でも、健全の状態なら多少の物音で一瞬、目が覚めたとしても、その後、再びまどろむことができるはずなのです。Sさんには、起床時刻より前に目が覚めてしまい、それから眠れない「早朝覚醒」もみられそうです。

Dr.O　**「Sさんは、脳過労だと診断します。その大きな原因は、睡眠負債です」**

Sさん「脳過労？　睡眠負債？」

Dr.O　「睡眠負債の影響は、まずは脳に現れるのですよ。脳は睡眠中に、情報の整理整頓をしているのです。そして、昼間の仕事の能率を高める準備をしています。重要な情報は、大切な記憶として脳に定着させ、さらに、無駄な情報は廃棄している。そして脳の疲れをとって、リフレッシュしているのです。ところが、**睡眠負債で脳過労になると、脳の整理整頓が不十分になります。その結果、頭の中がゴミ屋敷の状態に。**これでは昼間の仕事の能率が上がらなくて当然です」

Sさん「どうすればいいのでしょうか？」

Dr.O　「昼間の脳のパフォーマンスを高めるには、睡眠の充実しかありません。そして逆に言えば、熟睡するポイントは、昼間の生活習慣の改善です」

Sさんは、本書で提案する「熟睡習慣」を生活に取り入れました。

・まず、睡眠の重要性を深く理解する
・睡眠を充実させることを意識して昼間を過ごす
・運動は、夜のスポーツジムから、朝日を浴びる早朝の公園散歩へ変更する
・22時以降は、スマホやテレビを見ないで、読書をするか音楽を聴く

これらを実行することによってSさんの睡眠の質が改善され、次第に仕事の能率は向上していきました。

症例2

「認知症の予防には昼の脳トレより夜の熟睡習慣が大切」

Kさん　65歳　女性
症状：もの忘れ・MCIが心配

Dr.O　「Kさん。今日はどうされましたか？」

Kさん「先生、私、MCIになってしまいました」

Dr.O　「もの忘れが気になるのですか？」

Kさん「はい。人との約束を忘れてしまいます。家族にも、同じことを何回も話す、と指摘されます。さらに、最近、やる気がでないのです。外出するのも、人と話すのもおっくうで。コロナ禍での生活の影響もあるかもしれませんが、自分でもMCIになったと判断しています。ですから、脳トレくらいはやらなければと……けっこう、脳トレはやっているんですが……、ボケがますます進む一方で……」

まずは、Ｋさんに検査をしました。その結果、近時記憶（※1）・展望記憶（※2）が特徴的に低下しています。しかし、全般的な認知機能は保持されていて、ＭＲＩ検査でも異状はありません。ＭＣＩの診断基準を満たしました。

最近、認知症の予防で最も重要なのは、早期発見・早期対応であることが周知となってきています。そして、認知症予防のための大切な概念は「ＭＣＩ」です。10ページでも解説したとおり、**ＭＣＩは、認知症予備軍ではあるものの、まだ認知症ではない状態**のこと。そのため、ＭＣＩの段階であれば、自分自身の努力で、認知症にならないよう、積極的に予防することができるのです。このような情報が広まったことから、今、熟年層を中心に「脳トレ」がブームになっています。Ｋさんもそんなお一人でした。

※1　一度脳裏から消し去った後、数分から数日たった後に思い出す脳のメモ帳機能。
※2　未来に行おうと意図したことを、一度脳裏から消えた後に適切に思い出して実践する機能。

Dr.O「Kさん、しっかり寝ていますか？」

Kさん「あまり寝ていません。年寄りは、そんなに寝なくてもいいんですよ」

Dr.O「年寄りだなんて、まだ65歳ですよね。何時ごろ、寝ていますか？」

Kさん「布団に入るのは22時ごろですが、寝ころんで、スマホを見たりして、寝つくのは、1時~2時くらいかな。ちっとも眠くならないのです」

Dr.O「朝起きて、散歩はしていますか？」

Kさん「遅くに寝る割には、朝早く目が覚めてしまうんです。でも身体がだるくて、外出する気になれないことが多いです」

Dr.O「……」

Kさん「それから、MCIになってから、身体より頭を使ったほうがいいと思い、コロナ禍もあって、部屋にこもる時間が多くなりました」

Kさんの生活習慣をまとめると、

・昼間の日光浴・公園の散歩・人との触れ合いなどといった活動性が低下して睡眠障害に
・入眠障害のため、ベッドでのスマホ依存など、睡眠の妨げになる生活習慣がついた
・睡眠不足のため、外出・運動・社交などの意欲が低下
・引きこもりの脳トレ生活

これらの悪循環が睡眠負債を招き、脳機能の低下を加速させてしまったのです。

Dr.O「Kさん。脳の健康、そして認知症の予防には、睡眠が重要なんですよ」

Kさん「寝てしまったら脳は働かなくなってしまいます。寝れば寝るほどボケてしまうのでは？」

Dr.O**「寝ているあいだにこそ、認知症が予防されるんです」**

Kさん「？？？」

Dr.O「認知症の主な原因は、アミロイドβ（ベータ）などの脳に溜まったゴミなんです。しかし、私たちの脳には、このゴミを〝水洗い〟してくれる機能があるのです」

Kさん「ゴミの水洗い？」

Dr.O「はい。そして、**脳のゴミの水洗いが、最も活発に行われるのが熟睡中なんです。**ですから、睡眠不足や熟睡ができていないと、脳にゴミが溜まっていって、認知症のリスクが高まるのです」

Kさん「では、認知症の予防には、脳トレよりも眠ることが重要なんですね」

Dr.O「そうです。まずは、生物として自然のリズムを取り戻すことです。朝、思い切って公園に出かけてください。そして五感で、季節を味わって。日光を浴びて、高い羊雲を見て。小川のせせらぎや虫のオーケストラに耳を傾ける。金木犀（きんもくせい）の香りを楽しむ……」

脳トレに、認知症予防効果があるかどうかは、医学的にはいまだ議論の余地があるところです。適度な運動や睡眠が担保されたうえで、楽しんでやる脳トレは、私も否定しません。しかし、Kさんの場合、脳トレに時間を割くばかりに、運動や睡眠といった、認知症予防に確かなエビデンスのある本丸が疎かになっていることが心配だったのです。

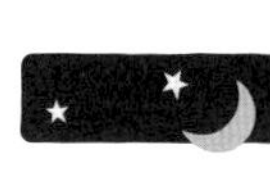

「睡眠」を妨害されると脳は疲労する

冒頭に脳過労とMCIという2つの症例を挙げました。

世の中のデジタル社会化が進んで、人々の生活スタイルも大きく変化してきました。この流れは今後もさらに加速していくことでしょう。

すでに今、老若男女を問わず、多くの人があたりまえのように、スマホを「生活に欠かせない日常のツール」として活用しています。各種手続きなどのオンライン化やネットショッピング、キャッシュレス決済など、日々の生活で多くの人がその利便性を実感しています。しかし、そうしたデジタル社会は、便利になった一方で、これまでとは違う思わぬストレスを生み出し、私たちの脳をとても疲れさせているのです。今の社会生活は、デジタル化、コミュニケーション不足、高齢化などの要素が重なり合っています。脳のメンテナンスを意識的にやらなければ健康を保てないほど、多くの人が脳過労の状態にあります。

では、どうしたら脳をメンテナンスすることができるのでしょうか。

脳過労状態にある脳の健康を取り戻すために注目されているのが「睡眠」。それも、ただ眠ればいいというのではなく、**「ぐっすり眠る」熟睡習慣こそが大切**です。

◇日本人特有の「空気を読む」性格が脳を疲れさせる！

社会生活を送る中で、老若男女がストレスを感じているのが「人間関係」。

もともと日本人は、空気を読んだり、仲間内から嫌われないようにしたりと、周囲に気を配って人間関係をよくしようとする特質があります。それは、古くから海に囲まれた島国という閉鎖的な社会環境の中で培われてきたものです。

もし自分の置かれている環境が嫌になっても、簡単に海の外に逃げていくことができません。そのため人に嫌われず、仲間外れにならないように、まわりに気をつかって暮らす生活術の蓄積が日本人にあるのです。

さらに人類の歴史をひも解くと、古代の類人猿からホモサピエンスになって以来、誰かから頭を石のようなもので殴りつけられて死亡したであろうと思われる、頭蓋骨の骨折跡が認められる化石が多く発掘されています。

こうした殺人は珍しいことではなく、人同士の争いで殺されるという恐怖は、何万年にもわたって今の私たちの脳に記憶として深く刻み込まれてきました。現在でも、殺人事件は後を絶たないですし、戦争をしている野蛮な国々はなくなりません。

人類の脳は、**争いを回避するための知恵として「他人の顔色を伺うことに、脳のエネルギーをたくさん使う」**ように進化してきたのです。

しかし、人間関係や周囲のことに気を配るのはとても疲れます。そして、**気配りに多くのエネルギーを使うことが、脳にとっては大きなダメージ**になっています。本来、脳は「自分が安全に豊かに楽しく生きるために働くもの」。それが、人間関係に気をつかう生活が、最も脳を疲れさせる原因になっているとは皮肉なことです。

✧「デジタル社会」が脳過労を引き起こす

このように、ただでさえ脳を疲れさせている人間関係が、デジタル社会になってさらにそのストレスを加速させています。

デジタル社会では、気をつかわなければいけない相手が膨大に増えました。ＳＮＳが日常になって、これまでの現実の生活圏で付き合っている人だけでなく、ネットでつながっている相手との関わりも無視できなくなっています。そして、これらの関係を維持していくため、脳は知らず知らずのうちに疲労を積み重ねているのです。

その最たる例がスマホです。**誰もがスマホ依存で情報過多になり、脳に大きなダメージを日々与え続けています。**

今、多くの人が実感しているこのスマホ依存の問題については、第2章でまとめて詳しく説明します。

デジタル化で不要な時間が短縮されるようになりました。その分、自由になる時間が増えて、本来なら人間らしいゆとりのある生活ができるはず。

しかし、デジタル社会では、実際は逆の現象が生じています。空いた時間に、自然に触れたり、身体を動かしたり、心温まる人と触れ合ったりして、脳が休まる時間を見失い、スマホのネットやSNSに支配されてしまっている。

さらに、仕事も一つのことにじっくり取り組むよりも、複数のことを同時にこなすマルチタスクが当たり前の時代に。公私にわたり膨大に増えた情報量とマルチタスク、**生活そのものは便利になっても、脳はむしろ、これまで以上に酷使されて「脳過労」になっています。**

◇「睡眠不足」が心身の健康を脅かす

現在社会、脳や身体には何が起こっているのでしょう。

症例1のSさんのように、脳過労で睡眠の質が低下し、睡眠で脳をリフレッシュできないことで、睡眠不足に比例してさらに脳過労が進行します。**脳過労と睡眠負債は表裏一体なのです。**

そして、睡眠の質の低下は、継続的な睡眠不足となって日中のパフォーマンスを低下させ、積み重なった睡眠不足は睡眠負債となって心身の健康を脅かします。

また、高齢化社会と言われる中、コロナ禍などの影響もあって高齢者の生活スタイルが変化してきている点も侮(あなど)れません。症例2のKさんのように、昼間の活動が減ったり人との交流が減るなどで生活習慣が変わったために睡眠障害を引き起こし、もの忘れが起きるようになります。

こうした症例以外でも、脳過労と睡眠負債のスパイラルで、不定愁訴(ふていしゅうそ)と呼ばれる多様な身体の痛みや不調、不眠、うつなどの症状が起こります。ただ、これらの症状は、脳過労や睡眠負債が原因であると気づかないことも少なくないのです。そのため、根本的に改善されることなく、症状が長期化してしまいがちです。

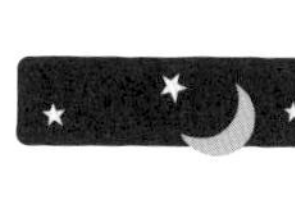

良い睡眠は脳をメンテナンスする

以前から、「眠りが心身の健康と関係があるのでは？」と言われてきました。しかし、なかなかその関係をはっきり実証することは難しかったのです。

ところが最近は、「良い睡眠がとれれば、脳の健康が保たれる」ことについての、具体的な研究結果が多く見られるようになりました。詳しくは第1章でご紹介しますが、ひと言で言えば、**「良い睡眠は脳をメンテナンスする」**。つまり、**良い睡眠がとれてい**

れば、脳過労は飛躍的に軽減できるということに注目が集まってきています。

睡眠というと、「8時間寝るのがいい」「いや、寝過ぎはいけない。6時間でいい」などといった議論が起こります。一般的に最適な睡眠時間は7〜8時間程度と言われていますが、もちろん、必要な睡眠時間には個人差があり、6時間で十分という人もいれば、8時間でも足りないという人もいます。

しかしそれ以前に、まずしっかりと毎日の睡眠時間を確保できる環境や生活習慣が大切。そして、睡眠で脳の健康を保ちたいなら、**まず自分自身が眠りをないがしろにしない**という気持ちを持つことから始めてください。

◇多くの人は睡眠不足を軽視している

普段、規則正しく7時間睡眠をとっている人が、ある夜に限り、何らかの理由で5時間睡眠になってしまったとします。2時間、睡眠が足りなくなってしまいました。ただこれは睡眠不足であって、睡眠負債ではありません。一晩だけの徹夜などもそうです。

しかし、こうした**睡眠不足が何日も続き、数日から数週間、睡眠不足が慢性化するようになったとき、それは睡眠負債になります。**

睡眠負債は脳過労同様に、もの忘れや心身の不調などを引き起こします。放置するといずれは認知症になるリスクを高めるので、早期の発見・対応が必要です。

「睡眠不足なんて一晩ぐっすり眠れば大丈夫！」

……そう思っている方もいらっしゃるでしょう。一晩ぐっすり寝て解消できるのであれば、睡眠負債の心配はいりません。

ただその一方で、

「ちゃんと眠ったのに、起きた後もぼんやりする」

「早くにベッドに入ったのにいつまでも寝つけない」

「ぐっすり眠れなくて、途中で何度も目が覚めてしまう」

などといったことが起こるようなら、それは疲れた脳が引き起こす睡眠障害で、それを改善する策が必要です。

睡眠負債になってしまうと、2、3日睡眠時間を増やしたところで睡眠不足の状態を解消することはできません。睡眠負債解消には、3～4週間程度、十分な睡眠時間をとる必要があるという実験報告もあります。

なお、**「寝溜め」で睡眠負債を防ぐことはできません。**睡眠を寝溜めで貯金したつもりでも、それを睡眠不足の穴埋めとして後から引き出すことはできないのです。

✧質の良い睡眠とはどういう眠りのこと？

睡眠負債になってしまう前に、疲れた脳をメンテナンスする質の良い睡眠をとるためには何が必要で、何に注意するといいかを説明します。

まず**「時間」**です。

当然、短か過ぎる睡眠はNGです。睡眠には「ノンレム睡眠」と「レム睡眠」という2種類のタイプの違った睡眠があり、これがセットになった「睡眠サイクル」が一晩のうちに4~6回繰り返されます。これらが適切に繰り返されるには、ある程度の「時間」が必要です。

もう一つ、時間といっても「何時間寝たか」だけでは、睡眠の質は測れません。**人間の脳は、「暗くなったら寝て、朝日とともに起きる」という太陽の動きに合わせて眠り、目覚めることで活性化されます。**これを「概日（がいじつ）リズム」と言いますが、このリズムにあった睡眠でないと、脳も身体もしっかりリセットしきれません。

次に**「どういった環境で眠るか」**も大事です。

快眠の3条件は「暗さ」「静けさ」「快適な室温」と言われています。

「ベッドに入ってもなかなか眠れない」「寝たはずなのに眠りが浅い気がする」というなら、寝室の環境をチェックしてみてください。照明が明る過ぎるのはいけませんが、真っ暗が良いか悪いかは賛否が分かれます。真っ暗が好みの方は、ＯＫです。

しかし、暗すぎて不安を感じるタイプの方は、オレンジ色など暖色系でほのかな明かりを灯してください。また、寝室が暑すぎたり寒すぎたりするのも睡眠の質を下げてしまいます。

そして、**一番大切なのは「ぐっすり寝」。**

ぐっすり眠ることで、溜まった疲れだけでなく、老廃物（ゴミ）を睡眠中に効率よく除去することができ、認知症を予防してくれます。

しかし、この「ぐっすり寝」を妨げてしまう大きな原因の一つが、スマホやパソコンの画面から放たれるブルーライトです。

通常、夜になると、体内時計の働きで、「メラトニン」と呼ばれるホルモンが増えて入眠へと誘います。メラトニンは松果体から分泌され、概日リズムの調節作用を持つホルモンです。しかし、眠る直前のスマホのブルーライトが眠りのリズムを狂わせてしまいます。さらにブルーライトの光はメラトニンの分泌を減らし、交感神経を刺激して脳を覚醒モードにしてしまいます。

ですから、夜遅くまでパソコンの画面を見ていたり、寝る前にベッドにスマホを持ち込んでダラダラとネットサーフィンをしてしまうのは、睡眠障害の原因になります。そして、さらにそれらが習慣化するようだと、知らず知らずのうちに脳に大きなダメージを与えてしまうのです。

睡眠は認知症のリスクを減らす

睡眠が注目されている理由は、脳過労や不眠、うつ、高血圧や糖尿病、ストレスなどといった生活習慣が原因の心身の不調や、脳卒中、ＭＣＩといった脳のトラブル、そして**それらを放置すると認知症へと続いてしまう「ドミノ倒し現象」にブレーキをかけられる**、とされているからです。特に、「中高年のうつ病は認知症のリスクを２・１

倍も上げてしまう」と言われています。

今こそ睡眠の役割を見直しましょう。

「眠らないことは軽度の脳損傷。眠ることは脳の掃除」だと心得て、**「熟睡で脳の機能をリセットし、最適化することで、心身の活力を取り戻す」**ことから始めてください。

生活習慣病予防や、認知症のリスクを減らす生活へとつながります。

●熟睡で手に入るもの

①心身の健康を維持し、若々しさを保って、日中のパフォーマンスを高める
②うつ病や高血圧、糖尿病、脳卒中といった生活習慣病を予防し、認知症のリスクを減らす
③脳をリセットして、脳内情報の整理や記憶力をアップする

まず、**良い睡眠の基準となる睡眠時間**は、前述したように、7時間とも8時間とも言われます。個人差はありますが、それより明らかに短いと、眠っている間の脳の状態の変化や眠りの仕組み（第1章参照）から見ても、良い睡眠はとれていない、と考えていいでしょう。

もう一つ、**良い睡眠の目安となるのは「熟睡＝ぐっすり寝」ができているかどうか。**熟睡できていれば、睡眠時間が少し短かったとしても脳過労は軽減できます。逆に、早くからベッドに入っていても、入眠障害、中途覚醒、早朝覚醒、熟眠障害などの睡眠障害があると、睡眠負債となり脳過労は解消されません。

●睡眠障害で起きること

①入眠障害

横になってもなかなか眠れず、ストレスを感じる。悩み事や考え事がある場合に起きやすい。働き盛りに起こりやすい。

②中途覚醒

入眠には問題がないが、睡眠中に何度も目が覚める。一度目が覚めるとなかなか寝つけなくなる。高齢者に多い。

③早朝覚醒

朝、起床予定時刻よりずっと早く目が覚めてしまい、その後はなかなか寝つけなくなる。高齢者に多い。

④熟眠障害

睡眠時間は十分なのに、ぐっすり眠った実感が得られない。眠りが浅く、長い夢を見る傾向がある。老若男女に起こり得る。

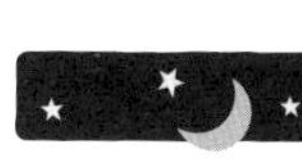

日本人の睡眠が危ない！

では、私たちの生活の実態を見てみましょう。

デジタル社会では年齢・性別を問わず、毎日の仕事や家事などの忙しさに追われ、ちょっとでも空き時間があったなら、「別の仕事も片付けてしまおう」「家事の途中に、別のやらなければならないこともやってしまおう」などと思う人は少なくないのではないでしょうか。

これは明らかな**マルチタスク状態**。それも、自分からその状態を作り出してしまっています。

人間の脳というのは、「本を読みながら電話に出ることはできない」ように、一つのことに特化するように設計されています。**一つのことだけやっていれば、実は、脳はそれほど疲れない**のです。

ところが現代人は、「一つのことに専念するほうが疲れないし、パフォーマンスも上がる」と頭ではわかっていても、**マルチタスク状態を自分から作り出してしまっています。**

例えば、一つのことをやっているときに、別の心配事を頭の片隅に浮かべながら、作業をやり続けるというのもマルチタスクです。さらに仕事や家事のときに身近にスマホを置いているだけでもマルチタスクなのです。ＬＩＮＥやメールにすぐ反応しようとするタスクが加わっているのです。**それによって脳過労が起き、睡眠の質が低下します。**

ちなみに、世間には「マルチタスクの達人」と呼ばれる人がいますが、それは並行していくつものを仕事をやっているように見えて、**実は切り替えがとても上手な人**のこと。同時にやっているように見えても、本人の中では複数の仕事を次々と切り替えてやっているので、同時にやっているわけではありません。

このように、複数のタスクも切り替えができれば、脳の負担を減らすことができます。しかし、多くの人は複数の仕事を分けられずにあれこれと手を出して、脳を疲れさせてしまっています。

◇情報の海に溺れると睡眠負債になる

それらに加えてデジタル社会では、新しい情報から取り残されないように、また、仕事相手や友人からの連絡を取り逃さないように、スマホでメールやＬＩＮＥ、インスタグラムなどを頻繁にチェックする時間も必要です。さらに、夜、一人でくつろぐ時間ですら、ＹｏｕＴｕｂｅやネットサーフィンが毎日の習慣になっている方も少なくありません。

良い睡眠のためには良い入眠が大切。しかし、残念ながらそれがうまくできていないのが、今の日本人の睡眠事情でしょう。何よりもまず、自分の睡眠がどういうものかを知るゆとりがありません。

その結果、以下のような気持ちのまま、不定愁訴に悩むことになるのです。

- **ぐっすり眠れていないという自覚がない**
- **身体の不調の原因が睡眠にあることに気づいていない**
- **熟睡できていない人が多い**

こうした生活を送っていたら、脳も身体も休まることがありません。当然、どこかにしわ寄せが行きます。

結局、削られているのは脳のメンテナンスの機会なのです。

前述したように、「良い睡眠がとれれば、脳の健康が保たれる」のですが、不眠や睡眠不足、熟睡できていない状態が続くと、眠っているつもりでも疲れが取れず、冒頭で紹介した二つの症例のように、認知症には至っていないにせよ、認知機能が大きく低下します。さらに睡眠負債による脳過労は、心身の不調を引き起こしています。

睡眠にこそ、脳と心身の疲れをリセットし、うつ病やＭＣＩ、脳卒中、そしてその先の認知症を予防する大切な役割があります。

それなのに、こうした現代の生活スタイルそのものが私たちから必要な睡眠を奪い、脳・身体・心の不調を引き起こす原因になっている、ということに気づいていただきたいのです。

◇日本は世界ワーストレベルの睡眠負債大国

20ページで説明したように**日本人の不眠は世界ワーストレベル。**まぎれもない睡眠負債大国になっています。そしてこの数十年間、睡眠時間は年々短くなる傾向にあり、多くの日本人が「眠る」ということを大事にしてこなかった結果が、このデータに現れています。

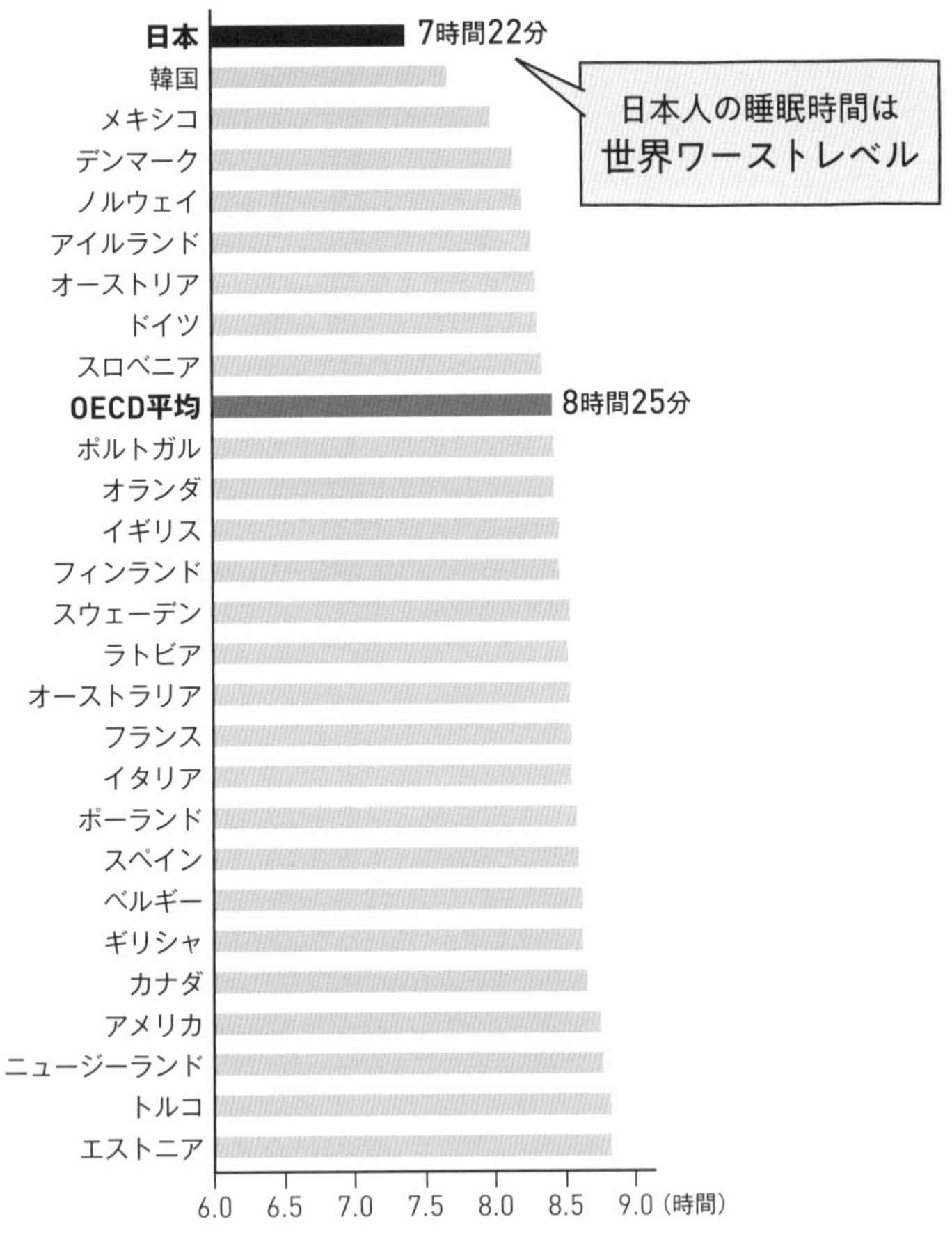

出典：OECD（経済協力開発機構）2018年の国際比較調査（Gender Data Portal 2019）より作成

また、２０１９年厚生労働省「国民健康・栄養調査」によると、**睡眠時間が6時間未満の人は、男性37・5％、女性40・6％。年代別では、男性30〜50歳代、女性40〜50代で4割を超えています。**

そして、睡眠の質に関するトラブルで、20〜50代では「日中、眠気を感じた」、70代では、「夜間、睡眠中に目が覚めて困った」という回答がもっとも多くありました。

✧日本人はセロトニンが欠乏しやすい

日本人は安定した睡眠に欠かせない、脳内物質のセロトニンが欠乏しやすい遺伝子を持っています。

セロトニンは別名「幸せホルモン」とも呼ばれる脳内の神経伝達物質の一つで、ドーパミンやノルアドレナリンを制御し、精神を安定させる働きをします。加えて、朝のすっきりとした目覚めを促し、自律神経を整えてくれます。

正常に分泌されていると、ポジティブな気分が湧いて活動的な生活の原動力になりますが、セロトニンが低下すると、ドーパミンやノルアドレナリンのバランスが崩れ、攻撃性が高まったり、不安やうつ、パニック障害などを引き起こすと言われています。

また近年、セロトニンの低下の原因として、女性ホルモンの分泌の減少が関係していることが判明し、更年期障害とも関わりがあることが知られるようになりました。

そして、この**セロトニンは睡眠にも大きく関係しています。**

セロトニンは朝が近づくと分泌され、交感神経を刺激して目覚めを促し、夜になるとぐっすり眠るために必要なメラトニンの分泌に関係します。つまり、**朝起きたときにセロトニンがたっぷり出ていれば、夜はメラトニンが順調に働いて熟睡に導いてくれる**のです。

「夜ぐっすり眠って、朝は早く起きて活動する」という1日のサイクルができていないとセロトニンは減少します。

さらに、人間関係のストレスや生活の不安・不満を抱えることでも、セロトニンは分泌されにくくなります。そして、このセロトニンの減少が続くと脳機能の低下をもたらし、脳は疲れた状態となり、身体の不調を招くのです。

もともとセロトニンが減りやすい日本人が睡眠を軽視したなら、脳過労が進行して睡眠負債が起こり、認知症の元凶になってしまいます。まずは、熟睡に向けた意識改革と生活の改善が必要となります。

睡眠中に脳のゴミが掃除される

睡眠中は、脳内のゴミ掃除をする時間でもあります。

人は誰でも生きている限り、身体に老廃物（ゴミ）が発生します。脳内では、「アミロイドβ」と呼ばれるタンパク質の老廃物が発生します。このゴミが脳にたくさん溜まり過ぎると神経細胞が壊されて、記憶や思考に問題が生じ、認知症を発症するという事態になってしまいます。

アミロイドβは高齢者だけに発生するものではなく、赤ちゃんでも子どもでも、神経細胞が活動すれば誰でも生じます。しかし、若い人は脳にゴミが溜まりません。脳にはこのゴミを水洗いする機能が備わっていて、若いうちはこの機能がしっかりしています。

この機能は「グリンファティックシステム」と呼ばれ、脳脊髄液を使って脳に発生したアミロイドβを水洗いしている、ということが、最近の研究でわかりました。このグリンファティックシステムの詳細は、第1章で説明します。

ただ、ここでぜひ覚えておいていただきたいのは、**「アミロイドβが水洗いされるのが睡眠中」**だということです。

睡眠の質の良い赤ちゃんや子ども、若者は、睡眠中にアミロイドβを十分に洗い流すことができるので、ゴミが溜まらないのです。しかし、大人は脳過労によってたくさんのアミロイドβが発生している上に、睡眠の質が低下していて十分な水洗いができず、アミロイドβが脳に蓄積してしまいます。

グリンファティックシステムをしっかり作動させるには、適正な睡眠時間とぐっすり眠る質の良い睡眠が大切。つまり、**熟睡習慣が脳の健康を左右するのです。**

コロナ禍、アフターコロナでも不眠増加中

２０２０年からの新型コロナウイルス感染症の流行以降、働き方や生活スタイルの変更が余儀なくされましたが、そうしたコロナ対策を前提とした生活スタイルの一部は、定着した感があります。

現在、コロナは終息はしていないまでも、コロナ前に近い日常生活を取り戻しつつあります。しかし、外出時の人との接触に対しては、いまだに注意し続けなければならない部分も残っています。こうした緊張を強いられる生活が長く続くことで、ストレスや不安は解消されずに、どんどん増大していきます。

コロナ禍の生活では、まず運動の習慣が減りました。そして人との触れ合いや自然との触れ合いも減り、スマホの使い過ぎで昼間のパフォーマンス全体が低下して、メリハリのある規則正しい生活がないがしろにされてしまいました。その結果、脳過労と睡眠負債が、同時にすごい勢いで増加したのです。

コロナ禍ではリモートによる働き方の転換など、利便性の高い副産物もありましたが、その分さらにデジタル化が進んで脳を疲れさせています。

また、運動不足や引きこもり、昼夜の生活の区別も曖昧になっています。昼と夜、仕事とプライベートの区別が明確でなくなることで、ずるずると就寝時刻の後退や睡眠習慣が不規則になるという現象を生み出しています。

これは明らかに睡眠にとっては悪影響。

コロナ禍によるストレス増と生活スタイルの変化で昼間のパフォーマンスが下がり、その緊張や不安が今も続くことで、睡眠不足や不眠を訴える人が増えています。そして、熟睡できない生活が続けば、脳過労や睡眠負債が起こり、認知症へとつながっていきます。

コロナ禍での生活の変化で、脳過労と睡眠負債に拍車がかかり、うつ病もＭＣＩも悪化した方がとても多くいます。さらに、ＭＣＩの患者さんが不眠や生活の変化から、認知症に移行してしまったケースが目立ちます。

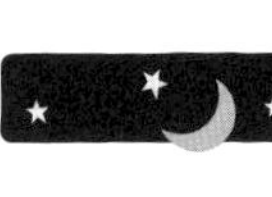

中高年の慢性不眠は将来の認知症を引き起こす

中高年の人たちが定年を迎えて通勤がなくなると、これまでの仕事中心の時間割が変わり、生活スタイルも大きく変わります。そして、日々の生活サイクルの変化は睡眠のクオリティに大きく影響します。

定年を迎え、昼間に仕事をするサイクルから開放されてしまうと、行動（活動）にメリハリがなくなります。そこで起こるのは、昼間の活動性の低下です。さらに昼夜逆転が起こって、昼と夜を明確に分けることができなくなり、日中にぼんやりしてしまったり夜なのに眠れなくなったりで体調を崩し、不眠を引き起こします。

こうした状況になってしまったら危険信号です。

中高年の身体の不調を引き起こすキーワードは睡眠障害。「昼夜の区別があいまいになって不眠が起こる」という悪循環によって、脳過労や睡眠負債をいちばん抱えている中高年のあいだで慢性不眠が起こっています。そして、これは将来の認知症を引き起こす要因にもなっています。

もう一つ、「日本人は認知症になりやすい」というのには明確な理由があります。それは、日本人がとても長寿だからです。

日本人の平均寿命は男性が81・05歳、女性が87・09歳（厚生労働省　令和４年簡易生命表　２０２２）。平均寿命の世界ランキングでもトップクラス（男性３位、女性１位）です。長寿の理由として、「医療制度が充実している、栄養バランスの良い健康的な食文化」などが挙げられます。

しかし、高齢になるに従って認知症の発生リスクも高まります。日本人がトップクラスの長寿だということは、**世界的に見ても認知症大国であり、脳過労人口の多い国**だと言い換えることができます。

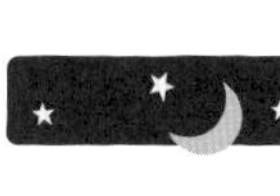

原因不明の不調は睡眠負債による脳の誤作動だった！

睡眠負債が高じると、日常生活の中で、「自分では原因がはっきりしない、思い当たらない」ような心身の不調が現れます。

例えば、原因不明の痛みやめまい、ふらつき、気分の落ち込み、イライラなどの不調（次ページ図参照）は「不定愁訴」と呼ばれ、漠然としたメンタルの不調と捉えられがちです。

脳過労・睡眠負債によって起きる心身の不調

・頭痛
・めまい
・ふらつき
・気分の落ち込み
・憂うつ
・不安
・もの忘れ
・不眠
・舌の痛み
・喉が詰まる感じ
・肩こり
・動悸
・息切れ
・胸部不快感
・身体の震え
・発汗
・熱っぽさ
・手のしびれ
・吐き気
・腹部不快感
・腰痛
・足のしびれ

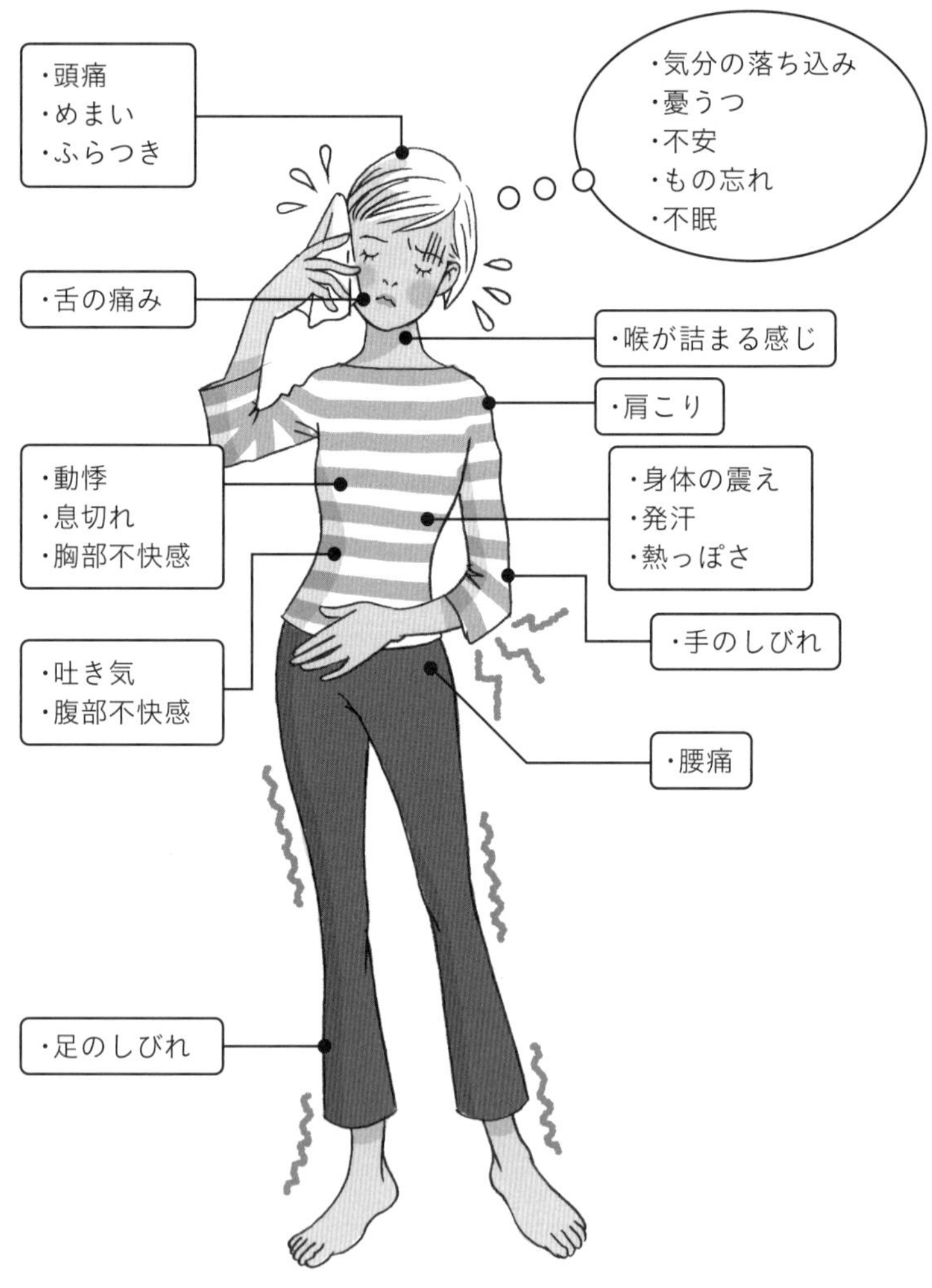

しかし、これらは、脳から発信されている**「脳がダメージを受けている」**というメッセージであり、睡眠不足が積み重なって**「睡眠負債になっている」**というメッセージ。それが、時に誤作動として心身の不調となって現れます。

不定愁訴は決して見過ごしてはいけない不調です。なぜなら、そこには「脳過労・睡眠負債」という大きな問題が隠れているからです。

この状態を放置すると、中高年以上はもちろん、若年層もまた、将来、認知症になる可能性が高くなる危険な道につながっています。

ただし、まだ引き返せます。

それにはまず、脳過労の脳を健康な状態に戻すこと。そして、それを実現する重要なテーマが「良い睡眠」なのです。

第1章

睡眠中に脳のゴミを洗い流す機能が認知症を予防する

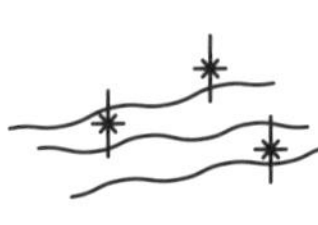

脳過労と睡眠負債で認知症患者が増加する！

認知症と睡眠障害の密接な関係は、以前から指摘されています。

52ページで紹介した日本人の不眠が世界ワーストレベルであるというデータと関連して、認知症と睡眠障害の関係を示唆する、同じＯＥＣＤによる「国別認知症有病率推計（２０２１年）」を見てみましょう。

これは、人口当たりの認知症患者数について、ＯＥＣＤ諸国とその他主要国計44カ国の２０２１年の実績と２０５０年の予測値をグラフに示し、「人口１０００人当たりの認知症患者数」を表したものです。

その数はＯＥＣＤ平均で15・７人。それに比べて日本は最多ダントツの26・７人で

1000人当たりの認知症患者数・2021年と2050年の予測

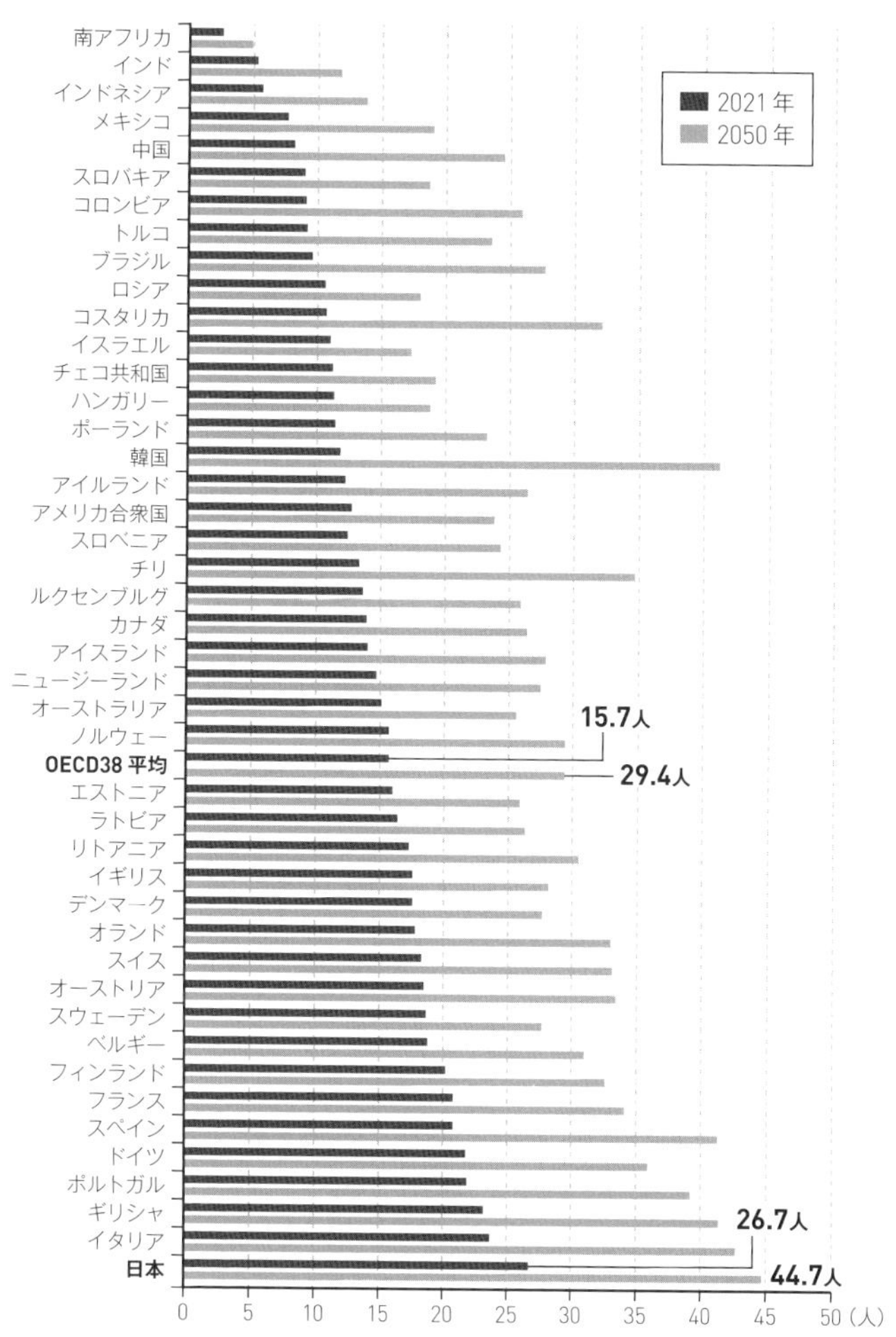

出典：OECD iLibraryより作成

す。さらに２０５０年の予測値では、ＯＥＣＤ平均29・４人に対して日本は44・７人と、ますます認知症患者が増えると考えられています。

これまでにも認知症患者増加に対する警告はありました。エビデンスに基づいた第１報は、２０１２年、朝田隆（あさだたかし）先生の研究チームによる調査報告を厚生労働省が発表したデータです。日本の認知症患者数が約４６２万人。認知症予備軍のＭＣＩもほぼ同数の約４００万人。そして、２０２５年の認知症患者数は約７００万人を超えると予測されています。**高齢者65歳以上で5人に1人**というものすごい数です。

認知症になるかどうかの運命の分かれ道は、「この65歳の壁をいかにうまく乗り越えることができるかにある」とも言えるでしょう。

これらのデータからもわかるように、日本は世界ワーストレベルの睡眠負債国であり、その結果、認知症大国になっているのです。

また、最近のデータでは認知症患者の睡眠障害の有病率は50〜80％と報告されている一方で、不眠症やうつ病が、認知症の大きな危険因子になっていることも指摘されています。

まさに、**睡眠障害と認知症との関係は、「鶏が先か？　卵が先か？」**

いずれにしても、今、脳の健康を護り、認知症を予防する有効なテーマの一つが睡眠。それも、**「熟睡習慣」**に注目が集まっています。

熟睡できていれば、睡眠時間が多少短くても睡眠負債には至りません。逆に、睡眠時間はとれていても、熟睡できていない眠りだと睡眠負債は解消されないのです。

日本人は睡眠時間が極端に短いのですが、**実はそれ以上に、熟睡できていない人が多いことのほうが問題**なのです。

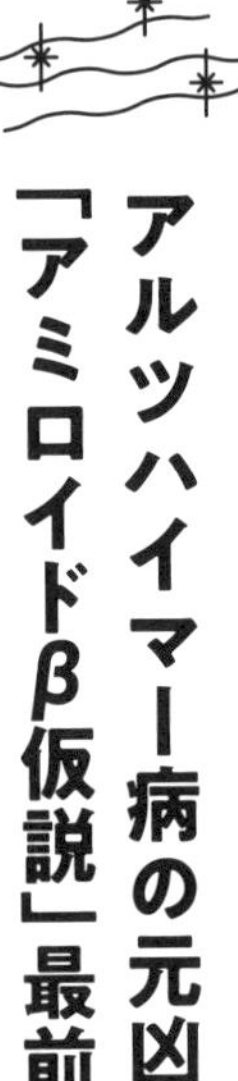

アルツハイマー病の元凶「アミロイドβ仮説」最前線

現代人は、眠りを妨げるさまざまな情報の海で溺れて脳が疲れ、情報を処理できない脳過労状態になり、やがて老後の認知症へつながっていくというシナリオ通りに進んでいるようです。

認知症とは、脳に問題が生じて、生活に支障が出る状態のこと。一つの病名ではありません。その原因となる病気は100種類以上（！）あります。

最も多いのは、脳にアミロイドβと呼ばれるゴミ（老廃物）が溜まるアルツハイマー型認知症（アルツハイマー病）。統計ではすべての認知症の70％も占めると言われています。

このアルツハイマー型認知症は、睡眠負債との因果関係がとても深いのです！　そこで本章では、アルツハイマー型認知症を中心に、認知症と睡眠負債の関係を示す、最新の知見を紹介します。

◇アルツハイマー博士が発見した「脳のゴミ」

アルツハイマー型認知症は、人類の歴史の中では、近年に現れた認知症です。世界第一号の患者さんの報告がなされたのが１９０６年のこと。わずか１００年と少し前の出来事です。

１９０１年、ドイツのフランクフルトにある脳の専門病院に、アウグステと呼ばれる51歳の女性が入院してきました。彼女には、著しい記憶障害と嫉妬妄想という特徴的な認知症状が認められたのです。その担当医になったのがアルツハイマー博士でした。

アルツハイマー博士は、認知症と言えば脳卒中や梅毒が原因であることが多かった時代に、この女性の症状は「今までのどの病気にも分類されない」と考えました。博士は彼女の死後、脳を解剖し、顕微鏡で丹念に観察し、脳の内部に浮かんでいる茶褐色のゴミ（老人斑）を見つけ出しました。

そして、「このゴミこそ認知症の根本的原因である」と発表したのです。

✧脳に溜まったのは「身から出たゴミ」

それから100年以上が経過した現在では、茶褐色のゴミの正体は「アミロイドβ」という〝異常〟なタンパク質であることがわかっています。

異常と言っても、新型コロナウイルスのように外から人体に侵入してきたものではありません。アミロイドβは、本人が使った神経細胞の残骸から生じたタンパク質。つまり、**認知症の原因は、「身から出たゴミ」**だったのです。

この脳のゴミ（老人斑）は、高齢者だけに発生するものではありません。最近の研

アミロイドPET の脳画像

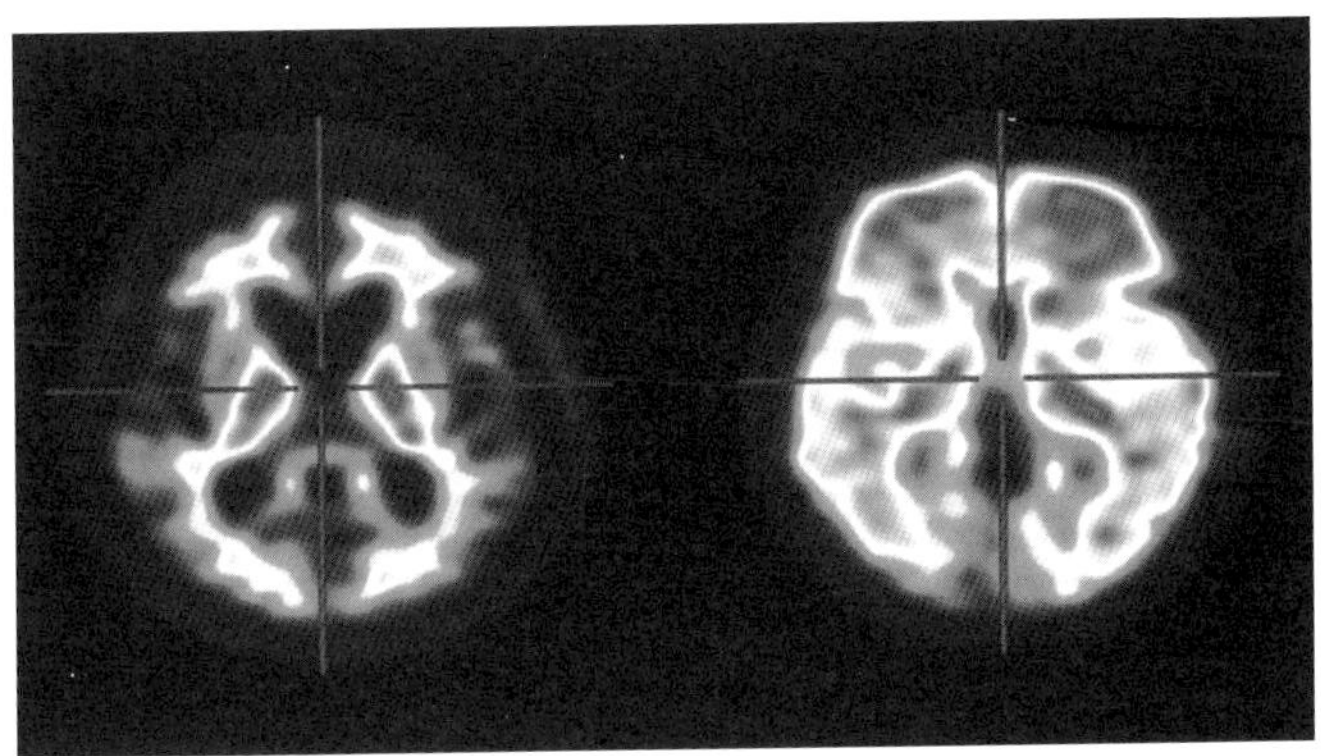

健常者　　　アルツハイマー型認知症患者

画像の白色が濃い部分がアミロイドβ（画像では赤〜黄色）の沈着を示している。右側のアルツハイマー型認知症患者では、脳の皮質に幅広く、アミロイドβが溜まっているのがわかる。

出典：著者提供

究で、**赤ちゃんでも子どもでもアミロイドβは発生する**ことがわかっています。しかし、**赤ちゃんや子どもの脳にゴミは溜まりません。**なぜなら、若いうちは脳のゴミを掃除する機能がしっかりしているからです。

一方、**高齢になってゴミ掃除が思うようにできなくなる**とアミロイドβは脳のいたるところで凝集化（フィブリル）し、次第に〝認知症予備軍〟と言われるＭＣＩの状態になっていきます。

現在では、アルツハイマー博士の時代のように脳を解剖しなくても、アミロイドＰＥＴ（前ページ写真）を使って生体脳のアミロイドβを可視化することができます。このような技術の進歩で、私たちの脳には、何歳くらいからアミロイドβが溜まり始めるのかが正確にわかるようになりました。

左ページのグラフは80歳で認知症になった人のモデルです。認知症の症状が現れるよりかなり前から、アミロイドβが溜まり始めているのがわかります。

アミロイドβは40歳から溜まり始める！

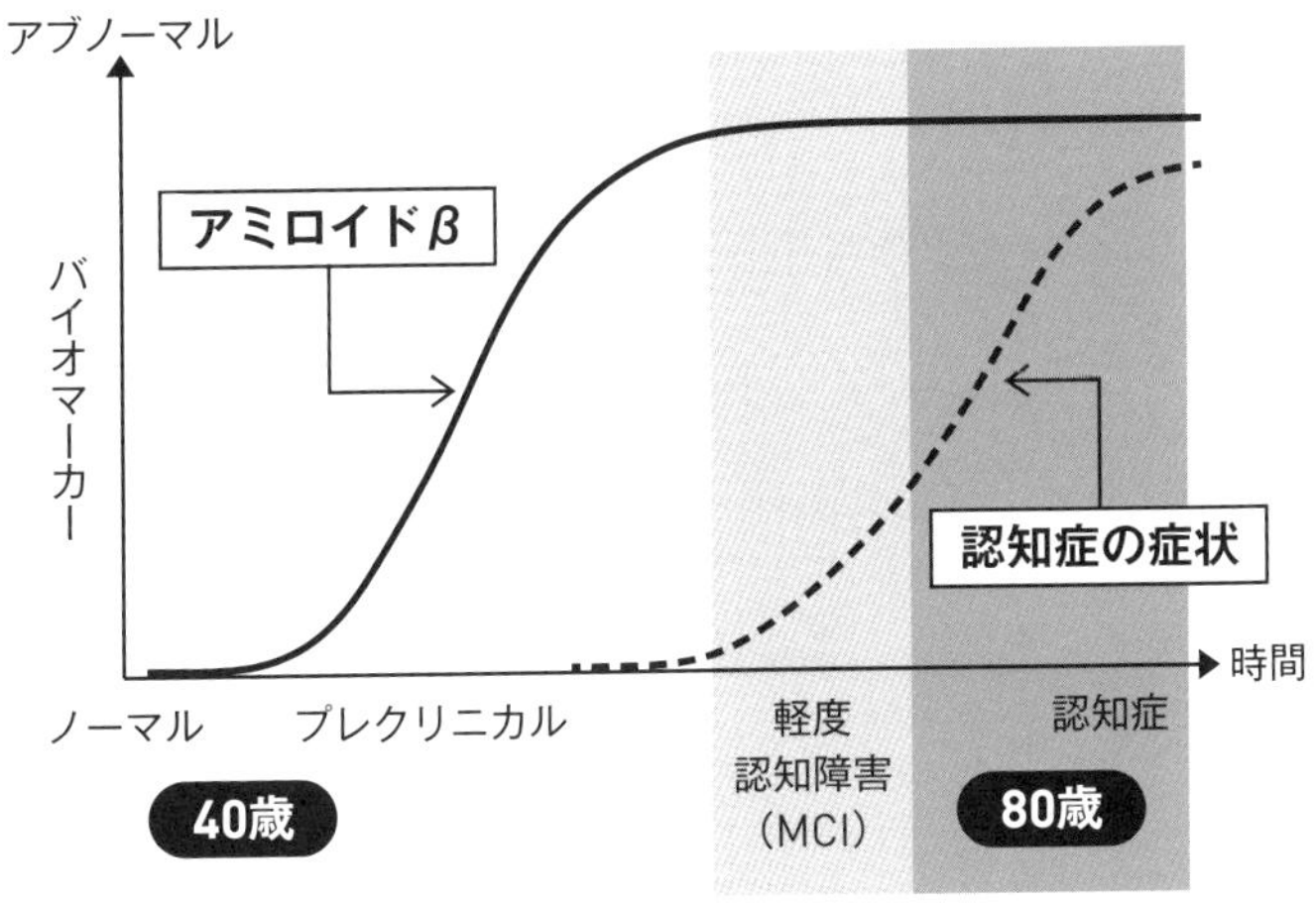

アミロイドβの増加は睡眠に問題を抱え始める年代に一致する。

アミロイドβが溜まり出す40代は、睡眠負債を自覚する時期と重なっていて、また心身ともに疲れが蓄積してくる時期。

つまり、この世代になると発生するゴミの量にゴミ掃除が追いつけなくなって、じわじわとアミロイドβが溜まり始めるのです。ここで生活習慣が改善されないまま脳のゴミが増えていったなら、「塵も積もれば山となる」。年齢を重ねることでついに認知症を発症する、という事態に陥ってしまいます。

✧認知症と長寿の関係

アルツハイマー型認知症は、人類の認知症の中では言わば〝新参者〟です。なぜなら「100年前までは人間の寿命が短かった」からです。

その昔、平均寿命が50年だった時代では、脳のゴミ掃除機能のおかげで、それほどアミロイドβが溜まる前に寿命となっていました。ところがこの100年、人類の寿命が急速に伸びました。80～90歳まで平均的に生きられる時代では、アルツハイマー型認知症は人間の「宿命」とも言えるでしょう。

しかし、年をとって脳のゴミが出るのは仕方がないとしても、そのゴミ掃除機能を若々しく保つことができれば、認知症予防の期待は高まります。科学のメスは、すでにアミロイドβを掃除する機能のメカニズムの解明に迫っています。この知見を理解し、活用すれば、認知症予防の可能性はぐんと高まるのです。

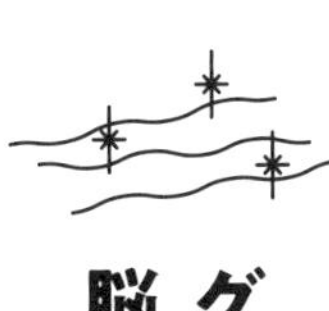

グリンファティックシステムが脳のゴミを除去する

「脳は神秘のベールに包まれている」と言われます。

一般的には、「脳が人体の臓器の中でも特に仕組みが複雑で、いまだ十分に解明されていない」という感覚的なイメージ表現として使われますが、医療の実際では「神秘のベール」はイメージではなく、**現実的に物理的に、まさに脳は神秘のベールに包ま**

れているのです。

そのベールとは、**「脳脊髄液」**と呼ばれる透明の液体です。

✧「脳脊髄液」が脳を包んで護っている

脳神経外科手術をする際、脳神経外科医は患者さんやご家族に、以下のような例え話をします。それは脳内の「脳脊髄液」について理解してもらう必要があるときです。

「脳は頭蓋骨の中で、脳脊髄液と呼ばれる無色透明な液体に包み込まれています。その状態は、例えばスーパーで売っている〝水の入った密閉パックの中の豆腐〟を思い浮かべていただくといいでしょう。密閉パックが頭蓋骨で、豆腐が脳です。脳は頭蓋骨の中でパック内の豆腐と同じように、水に満たされているのです」

この例え話は、実はかなり的確に脳の構造を表しています。

もし誤って豆腐のパックを落としても豆腐がつぶれないように、パックの中の水がクッションの役割を果たしています。同様に私たちの脳は、堅く分厚い頭蓋骨と共に、しなやかな脳脊髄液によって、頭部の衝撃から脳を護っています。

ただし、脳脊髄液と豆腐パックの水には、大きな違いがあります。

豆腐パックの水は一度パッキングされたらそのままなのに対して、**脳脊髄液は、周期的に、たえず入れ替わっている**のです。

脳脊髄液は、脳脊髄を包み込むクモ膜と脳脊髄の間の、極めて薄く狭い腔間に存在し、その容量はトータルで１２０㎖程度とされています。

脳脊髄液は、脳室（脳の深部にある部屋）と呼ばれる場所で１日に約５００㎖作り出され、深部から脳表に循環して脳脊髄全体を覆い尽くし、そして古くなった脳脊髄液は、脳表の静脈へと排出されます。

日々、排出される脳脊髄液の量は、作り出される５００㎖と同じ。つまり常に同じ量が脳内に存在するものの、脳脊髄液自体は１日に約４回程度（５００÷１２０≒４）

入れ替わっていることになります。

「ゆく河の流れは絶えずして、しかももとの水にあらず」

これは鴨長明の著作『方丈記』の冒頭文です。脳脊髄液は、この川の水のように、絶えず流れ、入れ替わっているのです。

このように、ダイナミックに活動する脳脊髄液は、以前から栄養物質の輸送や老廃物の排出など、脳の新陳代謝に重要な役割を果たしていると考えられてきました。そして近年、認知症に関連するアミロイドβの排出にも、この脳脊髄液が大きな働きをしていることが発見されました。

脳のゴミは、この**脳脊髄液によって「水洗い」されていた**のです。

◇「脳のゴミを排出する」という大発見！

人の体内の老廃物は血液やリンパ液によって体外へ排出されますが、この流れが悪くなると老廃物が体内に残ってしまい、身体に悪影響を及ぼします。いわゆるリンパ系です。

例えば、足がむくむと「リンパの流れが悪い！」と言って、リンパマッサージなどをする人もいらっしゃるでしょう。しかし、脳にはリンパ管が存在しないため、従来は、脳に老廃物を排出するリンパ系はないと考えられてきました。

ところが、最近になって、脳にも身体のリンパ系と同じような働きをして、老廃物を排出させるユニークな仕組みがあることが発見されたのです。

それが、２０１２年にロチェスター大学のネーデルガード氏らが発見したグリンファティックシステム（Glymphatic System）です。

「グリンファティック（Glymphatic）」とは、神経膠(こう)細胞の「グリア（glia）」と「リンパ系のような（lympatic）」という二つの言葉を合わせて、発見者のネーデルガード氏らによって提案された造語です。

では、グリンファティックシステムとはどのようなものなのでしょう。そこで、脳脊髄液がアミロイドβを「水洗い」する仕組みを次ページの図に表しました。

脳表を循環する脳脊髄液は、動脈の血管周囲腔に沿って脳内に流入します。そして脳脊髄液は、血管周囲に密着している神経膠細胞(グリア)の水門(アクアポリン4)から脳内に流入して、脳脊髄液=グリンファティック液となります。この液は、図の「⬇」のように、静脈側の血管周囲腔の方向に流れます。

そして、老廃物を含んだグリンファティック液は、静脈側の神経膠細胞の足突起のアクアポリン4から、髄液腔に脱出します。この脳内の流れの過程で、アミロイドβ(●)は水洗いされて脳外に排出されます。

認知症につながるアミロイドβを排出するシステムとして、このグリンファティックシステムが解明されたのは大きな前進です。そして、このシステムは以下にあるように、**睡眠と認知症が密接につながっていることを証明**することになりました。

脳脊髄液がアミロイドβを水洗いする仕組み

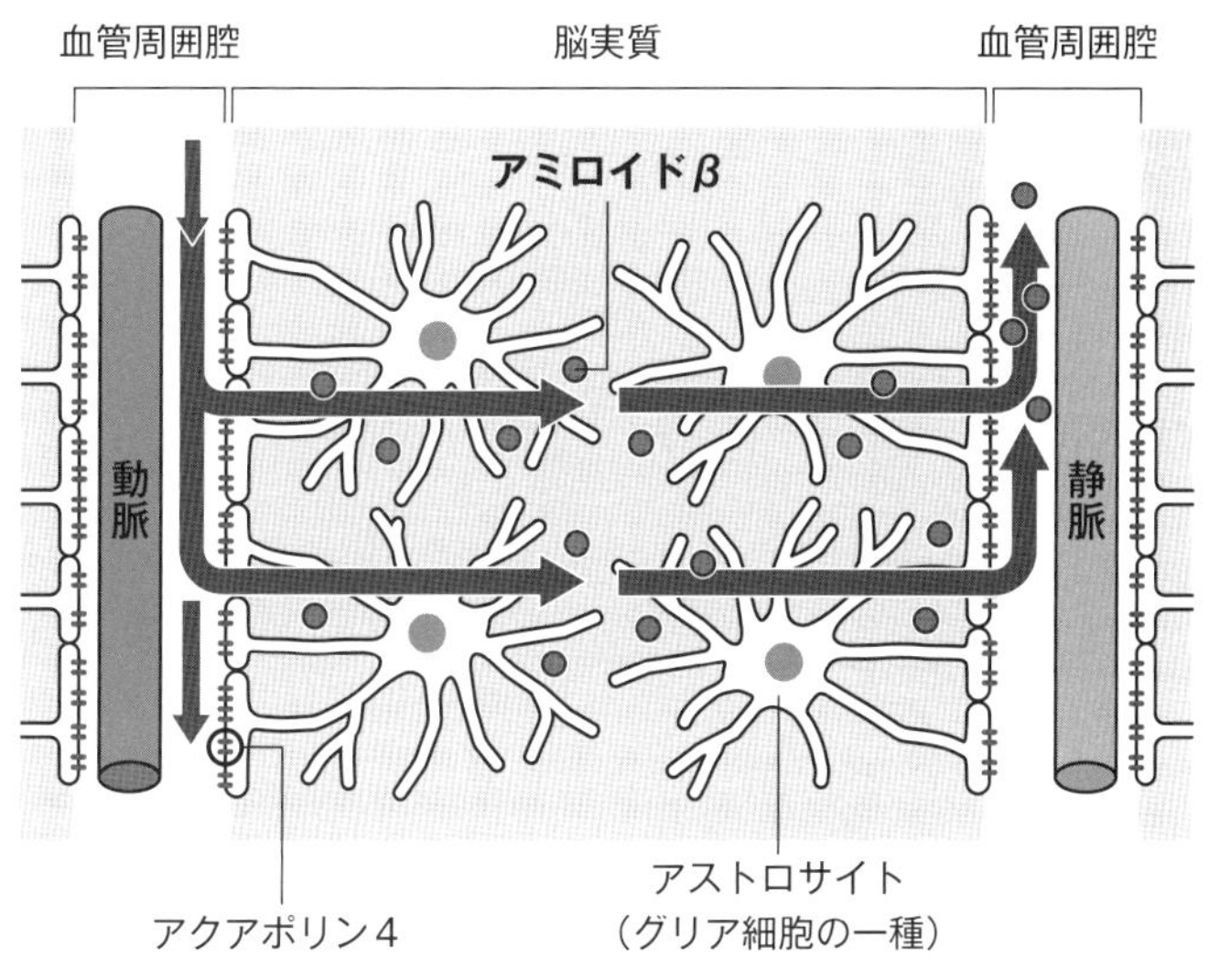

就寝時には、グリア細胞の一種であるアストロサイトが活発に働き、脳の掃除をする。

出典：ネーデルガード氏らの論文（2015）より作成

◇熟睡中にアミロイドβが洗い流される！

以前から、睡眠とアミロイドβの蓄積との関係は動物を使って研究されてきていました。

最近では、スタンフォード大学の睡眠研究所は、「アルツハイマー病になりやすい遺伝子を持ったマウスにストレスを与えて熟睡を妨げると、アミロイドβが大量に蓄積する」「マウスに睡眠薬を投与して熟睡させると、アミロイドβは溜まりにくくなる」という研究結果を報告しました。これらの研究報告から、睡眠と認知症との関係が明らかになってきています。

●マウスを用いた研究でわかったこと

①睡眠中のアミロイドβの除去率は、覚醒時の2倍を示した。

②覚醒時にはグリンファティック液が少なく、睡眠時に脳脊髄液のグリンファティック系への流入が劇的に増える。

③睡眠中は、間質腔（グリンファティック液が静脈周囲腔に流れ込む途中で通る細胞間の空間）が、覚醒時より60％以上広がる。

④睡眠薬や麻酔でマウスを眠らせても、脳脊髄液のグリンファティック系への流入が劇的に増えて、アミロイドβの沈着率が下る。

●この研究結果をもとに考えると……

①覚醒時には脳内でノルアドレナリンが分泌され、神経細胞が活性化して脳血液量が増加する。その一方で脳脊髄液の流れは縮小される。

②それに対して睡眠中はノルアドレナリンが抑制され、神経細胞の活動が低下して脳血流量が減少。その一方で、脳内のグリアの突起などが縮み、細胞間隙（かんげき）が広がって、脳脊髄液の流れがよくなる。

③睡眠薬や麻酔で、ノルアドレナリンを抑制（人工的睡眠状態）にしても、脳脊髄液の流れはよくなる。

さらに、動物実験だけではなく、人間を対象にした研究でも同じデータが出てきています。２０１９年10月に『サイエンス』誌で発表されたボストン大学の研究を見てみましょう。

研究対象は人間。実験は生理的な睡眠を再現するため、夜中の0時から行われ、被検者に脳波計をつけてＭＲＩの中で眠ってもらったのです。つまり、睡眠の状態を脳波でチェックしつつ、同時に脳血流量や脳脊髄液の動態も測定したわけです。

その結果は「人が熟睡（ノンレム睡眠）するときに、ノルアドレナリンに連動する神経細胞の活動が減少し、脳の血流は停滞する。逆に脳脊髄液の流れが活発になる」というものでした。

つまり、人間もマウス同様に、「熟睡中にはグリアがアクアポリン4から脳脊髄液を積極的に取り込み、脳内組織は空間を拡大させ、組織抵抗を減少させ、アミロイドβの解毒の場を拡大する」ことが示唆されました。

これらのことから、**認知症を引き起こすアミロイドβを除去できるかどうかは「熟睡」にかかっている**ということがわかりました。グリンファティックシステムによって、「熟睡で認知症が本当に予防できる」というメカニズムが解明されたのです。

◇上質の睡眠がアルツハイマー病のリスクを減らす

私たちの眠りはどうでしょう。前述した通り、日本人の睡眠時間はかなり短く、睡眠不足が慢性化した睡眠負債を抱えています。その上、スマホをはじめとするデジタル機器によって引き起こされる脳過労で、脳はかなり痛めつけられています。

「グリンファティックシステムで睡眠中にアミロイドβを水洗いする」というのは、質の良い睡眠が十分にとれていることが条件です。

睡眠不足の脳、それも特に深い睡眠と関係する前頭葉周辺にはアミロイドβが溜まりやすくなります。そのせいで深いノンレム睡眠が失われてグリンファティックシステムが十分に作動できず、さらにアミロイドβが増えてしまう……。この悪循環をま

ず断ち切ることです。

若い人でも、慢性的な睡眠不足で睡眠負債を抱えている人は、早くにアルツハイマーになるリスクが高まります。そうならないためには、何よりも睡眠の質を向上させること。**深いノンレム睡眠から生まれる「ぐっすり寝＝熟睡習慣」ができれば、脳の機能は回復させられます。**

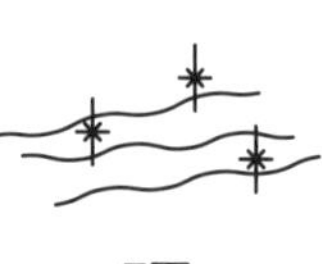

眠りの仕組みに認知症予防のカギがある

認知症の予防になる良い睡眠を手に入れるヒントは「ぐっすり寝＝熟睡習慣」にあることがわかりました。

そこで、上手に熟睡できるようになるために、眠りの仕組み「睡眠サイクル」のことを説明します。

睡眠サイクルは「ノンレム睡眠」と「レム睡眠」がセットになっていて、一晩の睡眠中にこのセットが4～6回繰り返されます。そして、1回の睡眠サイクルの長さはほぼ90分と言われています。

◇ノンレム睡眠が「熟睡」のポイント！

入眠してすぐに訪れるノンレム睡眠は、眠りの深さによってステージ1からステージ3までに分けられます（次ページ図参照）。

ステージ1と2は比較的浅い睡眠で、ステージ3がより深い睡眠です。

ステージ1に入ると入眠前の「アルファ波」が消えて、振幅の小さい脳波が現れます。続いて「紡錘波（ぼうすいは）」と呼ばれる、より小刻みな脳波のステージ2に入ります。そしてステージ3に入ると、「デルタ波」と呼ばれる、1秒間に1～4回程度ゆっくり波打つように振動する脳波が現れます。

健康な人の睡眠サイクル

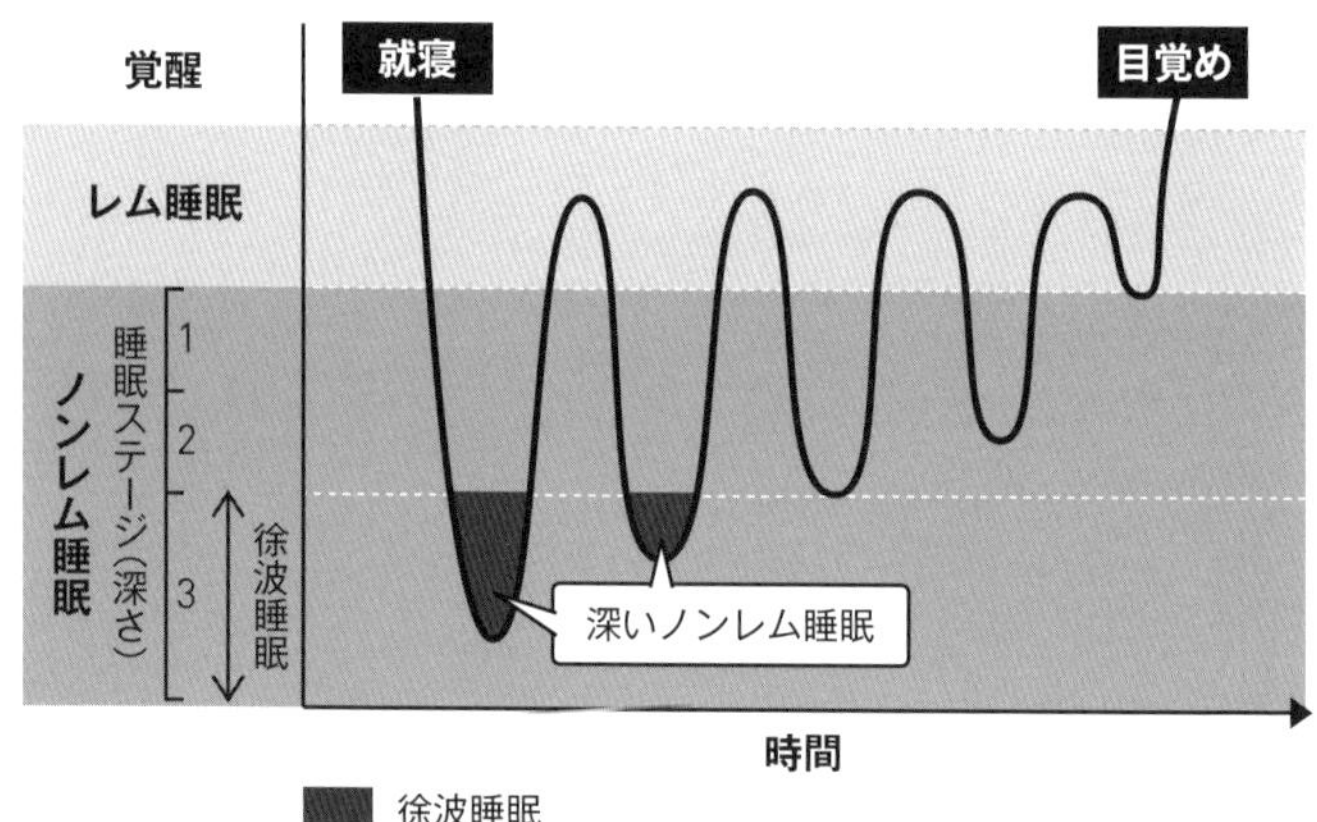

３つのステージからなるノンレム睡眠とレム睡眠が交互に現れる。

出典:e-ヘルスネット「眠りのメカニズム」より作成

このステージ3は「徐波睡眠（じょはすいみん）」とも呼ばれ、この深い睡眠こそが、脳と身体を休ませてリセットしてくれる「ぐっすり寝の時間」になっているのです。

一晩の眠りのうちにノンレム睡眠は数回現れますが、最初のノンレム睡眠中に深い眠りに導くステージ3が長く現れ、2回目以降、ステージ3の割合が少なくなっていきます。つまり、**1回目のノンレム睡眠をしっかり取ることが、認知症予防につながる快眠の絶対条件**、ということになります。

◇ノンレム睡眠は「記憶」を強化する

近年の研究で、**ノンレム睡眠は記憶の定着や強化に大きく関係している**ことがわかってきています。

記憶は、神経細胞同士のつながりが、脳の中で形成され、強化される現象です。ノンレム睡眠中の脳では、不要な神経細胞同士のつながりを解除し、記憶の再構築と強化が行われている、という説があることから、脳にとっていかにノンレム睡眠が大切であるかがわかります。

また、睡眠サイクルは目覚めの良さにも関係しています。例えば、ノンレム睡眠の深い眠りの最中であるステージ3で目が覚めてしまうと、眠りの奥からむりやり引きずり出されたような寝起きの悪さがありますが、レム睡眠を経て目覚めると、無理なく、すっきり爽快に起きることができます。

◇「熟睡」の仕上げはレム睡眠にかかっている

ノンレム睡眠の後に続くのがレム催眠です。「レム（REM）」とは急速眼球運動を意味する「Rapid Eye Movement」の略で、睡眠中に眼球が小刻みに動く現象のことです。

レム睡眠中の脳は、睡眠中とはいえ、かなり覚醒時に近い状態にあります。レム睡眠中の脳波は、覚醒時と同じように小刻みに振動しているのですが、覚醒時よりも活発にむしろ活動している領域が複数あることもわかっています。

そして、眠りの中で現れるリアルな夢、喜怒哀楽や不安といった感情を伴う夢の多くは、このレム睡眠中に見ています。レム睡眠中の脳では、理性的な判断をする「前頭前野」の活動が低下する一方で、視覚イメージを作る「視覚連合野」や感情を司る「扁桃体」の活動が活発になることで、夢を作り出していると考えられています。さらに、記憶の形成に重要な役割を果たす「海馬」もレム睡眠中に活発に活動しています。

ノンレム睡眠の「熟睡」が、最終的に「脳にも身体にも心地よい眠り＝快眠」として目覚められるかどうかは、睡眠の後半、覚醒が近づいた時のレム睡眠がとても重要です。

そして、それを実現してくれるのが、**十分な回数の睡眠サイクルを連続してとれる適切な睡眠時間にあるのです。**

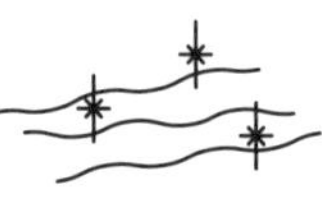

認知症が本格化する前に、睡眠でアミロイドβを除去する

繰り返しになりますが、認知症全体の70％を占めるアルツハイマー型認知症の原因になる脳のゴミ＝アミロイドβは、中高年になって突然脳に現れ認知症を発症させる、というものではありません。

アミロイドβは、人が生きている限り、日々生み出されています。それは、私たちが日常の生活をしていれば必然的に部屋にゴミが出るのと同じ。さらに、年齢に関わらず、赤ちゃんや子どもから高齢者まで、脳内ではアミロイドβが生み出されています。

しかし、赤ちゃんや子どもの脳にはアミロイドβは一切溜まっていません。なぜなら、**彼らはよく眠っているからです。眠っている間に「グリンファティックシステム」に**

よって、日々、しっかりと脳内のゴミ掃除がされています。特に、1日のほとんどの時間寝ている赤ちゃんの脳内のアミロイドβは、睡眠の力でいつもきれいに洗い流されているのです。

脳内のアミロイドβの水洗いは、20代30代の若い頃にはまだ十分にできていますが、40代ぐらいから水洗いの働きが低下し始め、中高年になるにつれて、アミロイドβが少しずつ脳内に溜まるようになっていきます。とは言え、ちょっとやそっと溜まったぐらいでは、認知症を発症するほどの害は及ぼしません。

ところが70歳頃になってアミロイドβがかなり溜まってくると、アミロイドβ同士がくっついて硬くなり、簡単に水洗い掃除ができないくらい強力なものになってしまいます。

アミロイドβ同士がくっつくこの状態を「凝集（フィブリル）」と言います。そうなると**アミロイドβは毒性を持つようになり、記憶に深く関係している海馬周辺の神経**

細胞が障害を受け、「もの忘れ」がひどくなってしまいます。この「もの忘れ状態」がまさに認知症予備軍であるＭＣＩです。

そうなる前に、認知症につながる脳過労やストレス、高血圧や糖尿病などの生活習慣病を放置しないことはもちろんですが、同時に日々の「ぐっすり寝＝熟睡習慣」で脳内のアミロイドβを十分に除去できる環境を作ってください。

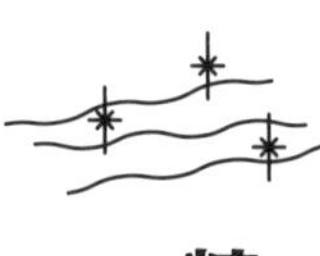

糖尿病や高血糖が、アルツハイマー病のリスクを上げてしまう

脳内のアミロイドβを除去してくれるもう一つの働きに関係しているのが「インスリン分解酵素」です。

通常、アミロイドβはグリンファティックシステムだけでなく、脳内にあるインスリン分解酵素によっても溶かされ、洗い流されているのです。

しかし、糖尿病や糖尿病予備群（高血糖）の人の場合、血糖値が高くなると、血糖値を下げるためにインスリンが多く分泌され、そのインスリンの分解のためにインスリン分解酵素が多く消費されます。

すると、アルツハイマー病の原因となるアミロイドβを分解するインスリン分解酵素が不足して、アミロイドβが分解されずに脳内に残って蓄積していってしまいます。

これが、**「正常の人に比べて糖尿病の人はアルツハイマー病になるリスクが２倍以上高くなる」**と言われている理由です。

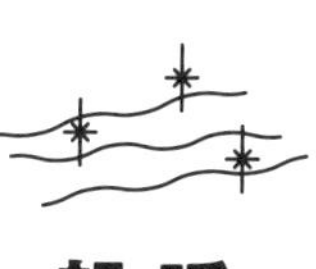

睡眠障害でレビー小体型認知症が起こりやすくなる

レビー小体型認知症は認知症全体の20％と、アルツハイマー型認知症に次いで多い認知症です。その特徴は65歳以上の高齢者に多く見られ、男性に多い傾向があります。

このレビー小体型認知症も、その発症は睡眠と関係していると指摘されています。

レビー小体型認知症は、脳内に「レビー小体」と呼ばれる円形のα-シヌクレインという特殊なタンパク質が溜まることで発症します。レビー小体が大脳皮質に広く現れると、抑うつ状態に陥ったり、注意力、視空間認知、記憶力などの認知機能の低下が見られるようになります。

さらに、実際には見えないものがリアルに見えたり（幻視）、一日のうちでも理解や感情が大きく変化したり（認知機能の変動）、歩行などの動作障害（パーキンソン病状）、大声での寝言や行動（レム睡眠行動障害）などといった多彩な症状が現れます。

このレビー小体型認知症が「睡眠」と関係しているというのは、アルツハイマー型認知症と同様に、不眠などの睡眠障害によって眠りの質が落ちることで、多くの症状が現れてくるからです。

眠りの質が落ちることが引き金になることから、レビー小体型認知症では、レム睡眠行動異常症（ＲＢＤ）が中核的特徴の一つに挙げられるようになりました。**レム睡**

眠行動異常症とは、夢を見ている睡眠時の異常な行動です。

例えば、睡眠中にまるで起きているときのように大きな声で寝言を言ったり、怒ったり暴れたりなどの行動をとることがあります。

本来、レム睡眠中には脳は起きていても身体は動かないように、手足の筋肉は休んでいる状態です。そうした抑制のコントロールが働いているため、目覚める直前のレム睡眠時に悪夢を見ても、その内容に反応して自分の身体が動き回ってしまうことは、通常ありません。むしろ金縛りにある状態です。

しかし、レビー小体型認知症では、**レム睡眠中でも身体が動いてしまう**ため、大声で寝言を言う、奇声を上げる、怒る、怖がる、手足を動かすなどといった異常な行動を起こすのです。

レム睡眠行動障害はレビー小体型認知症の特徴的な症状ですが、その発症の引き金になっているのが、ストレスや脳過労による不眠やぐっすり寝のできない生活スタイルです。

仕事や家族・人間関係の不安やストレスによって、質の良い睡眠をとることができない、という環境をまず変えることから始め、夜、ぐっすり眠れるように、日中に身体を動かしたり、長すぎる昼寝はしないなどといった、規則正しい生活を送ることが大切です。

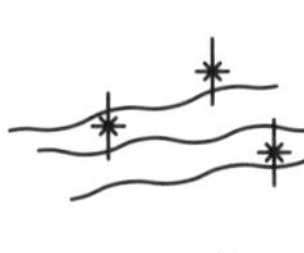

女性のうつ病リスクは男性の2倍！ 八方美人にならないで！

53ページでも説明したように、日本人は、そもそも遺伝的に不安を感じやすい傾向があります。それは、不安感を抑え、楽しさを感じて精神を安定させるという**幸せホルモン「セロトニン」が少ないから**だと言われています。そのため、「真面目、几帳面、心配性、我慢性」といった性格になりがちで、うつ病になりやすいだけでなく、不眠症（睡眠負債）を引き起こす原因にもなっています。

セロトニンの役割は、ノルアドレナリン（興奮やストレス）を抑えて不安を鎮め、ドーパミン（快楽物質）をコントロールして満足感を与えることにあります。

放出されたセロトニンは分解されますが、一部はリサイクルされます。このセロトニンを再回収するのが「セロトニントランスポーター」。しかし、**セロトニントランスポーター遺伝子が少ない日本人は、セロトニンをリサイクルできずに慢性的なセロトニン不足に陥りやすい傾向があるのです。**セロトニン不足は、うつ病やパニック障害、不安神経症などを発症する危険性を高めてしまいます。

さらにこれを「男・女」という分け方で考えます。

データによると、**日本人女性のうつ病発症率は男性の2倍以上。**女性のほうが、セロトニンが減少し、うつ病になりやすい傾向があるのです。**その理由は、「エストロゲン」という女性ホルモンの変動が影響している**と考えられています。

エストロゲンとは、子宮内膜を厚くして妊娠に備えたり、女性らしい身体を作るホルモンです。それによって、自律神経の働きを安定させたり、コラーゲンによって美肌を作り、血管、骨、関節、脳などを健康に保つ役割も果たしています。

このように、女性の身体はエストロゲンによって守られていますが、同時に、生理や妊娠、更年期といった、人生の変わり目でエストロゲンは変動します。

エストロゲンの低下は、セロトニン不足を招き、不眠症やうつ病を引き起こします。こうした睡眠負債や脳過労の積み重ねが老後の認知症を引き起こす原因となってしまうのです。残念ながら、**「女性のほうが男性の1・4~1・5倍、認知症になりやすい」**という現実があります。**エストロゲンが不安定であることが、更年期にアミロイドβが溜まるスイッチを入れてしまう**のです。

そのため、中高年の女性にこそ、脳過労を克服するための良い睡眠が必要です。良い睡眠で脳を護ればうつ病も克服できますし、老後の認知症にもならずにすみます。日本人女性の特徴である、きめ細やかな気づかいや人間関係の苦労、悪口を言われたときの落ち込みなどといった、より日本人的な気質が脳過労や認知症を引き起こします。あまり八方美人になり過ぎないように心がけてくださいね。

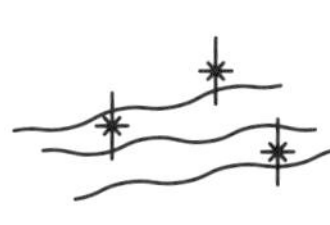

深い眠りは脳をデトックスして、記憶力までアップする！

「日本人には認知症がとても多い」というのは、日本人特有の、人の顔色をうかがう性格や、心配性だったり、うつ体質だったりといった国民性によって、脳が非常に疲れやすいという土壌を持っているからです。

しかし、それがわかっているのならば、そうならないように意識して努力すればいいこと。

例えば、脳が疲れているのだから、睡眠を大切にすればいいわけですし、具体的に、睡眠不足とアルツハイマー病がお互いを促進させる悪循環の関係にあるのなら、それを断ち切るために、まず睡眠の質を高めることから始めてください。

睡眠が足りないと脳内にアミロイドβが蓄積し、それによって深いノンレム睡眠が失われ、脳の掃除が十分に行われず、ますますアミロイドβが蓄積する。アミロイドβが増え、深い眠りが減り、さらにアミロイドβが増える。この悪循環でわかることは、**若い頃から慢性的に睡眠不足の人は、アルツハイマー病になるリスクが高くなる**ということです。

睡眠不足だった人が、十分な睡眠（とくにデルタ波が見られるノンレム睡眠のステージ3）をとると、血糖値が下がったり、さまざまなホルモンの分泌量が正常化したりするという報告があります。睡眠負債をなくすことができれば、これらの生活習慣病を改善できる可能性があるのです。

眠りの質の向上が、脳と身体のパフォーマンスを高めるのです。

コラム
1

早期アルツハイマー病の新薬「レカネマブ」

人類史上初の超認知症社会を迎えた日本。誰もが目をそらせないのが認知症です。そんな中、最近になって聞かれるのが「レカネマブ」という名前。早期アルツハイマー病の新薬で、画期的な薬として、期待されています。アメリカに続いて、日本でも2023年8月に了承され、近日中に実用化される可能性が高い薬剤です。

熟睡習慣で脳にアミロイドβを溜めないことが最善ですが、レカネマブは、アミロイドβが溜まってしまった患者さんが対象で、そのアミロイドβを有効に除去する作用があります。

アミロイドβが重合した神経毒性の強いプロトフィブリルを標的にし、プロトフィブリルにくっついて目印の役割を果たし、免疫細胞によって除去されやすい状態にするというもの。いわゆる抗アミロイドβ抗体薬です。

この薬以前にも、多数の抗アミロイドβ抗体薬が開発されてきました。しかしそれらは、臨床試験で有効性が認められなかったのです。それに対して、レカネマブが成功した理由は、その優れた薬理作用とともに、対象の患者さんが厳密に選別されたことにあります。

レカネマブの臨床試験では、アルツハイマー病といっても軽度認知障害レベルに限定したのです。その結果、投与されたグループでは、アミロイドβの蓄積が軽減し、プラシーボ（偽薬）群と比較して、18カ月で、認知機能の低下が27％抑制されました。

次ページへ続く

その作用の仕組み、臨床試験の結果からも、画期的な新薬と言えるでしょう。

しかし、この新薬には注意点もあります。レカネマブは早期アルツハイマー病だけが対象となるため、適応となるのは、認知障害があっても、患者さんや家族がそこまでは生活に困らない早期の状態に限られるのです。

この適応を誤ると「百害あって一利なし」です。認知症の原因は、アルツハイマー病は約半分で、その他は、レビー小体病・前頭側頭型・脳血管性などです。後者の治療には用いられません。

さらに、もう一つの壁は、新薬の導入には、いまだ保険適応になっていない特殊検査が必要であること。さらに、投薬は１年間に及び２週間ごとの点滴注射を要します。総合的に、肉体的・時間的・経済的負担、そして副作用についても慎重に検討しなくてはなりません。

イメージとして、レカネマブの導入には、外科手術を受けると同等の覚悟が必要です。この治療は、日本認知症学会専門医などが指導する病院が中心となります。日本でも、迅速に、医療体制作りが必要です。

私も今後、「リアルな情報」を皆さんに発信していきます。

第2章

スマホ依存から逃れて脳過労、不眠を解消する

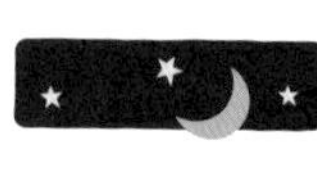

スマホ依存による睡眠負債は誰にでも起こる！

「今さら、スマホなしで生活するのはとても無理！」と思っている方は多いのではないでしょうか。連絡ツールとして、情報の収集・発信のツールとして、さらに娯楽や買い物のツールとしても使われているスマホは、日常生活に欠かせないものになっています。

しかし、スマホ依存の生活には弊害もあります。誰にでも起こり得るのはスマホの使い過ぎによる体調不良。**「だらだらスマホ」や「ながらスマホ」は脳過労を引き起こし、認知機能や記憶力の低下、うつ状態など、認知症によく似た症状を引き起こします。さらにかなりの確率で、原因不明の身体の痛みなど不定愁訴も合併してきます。**

スマホの濫用によって起こるこれらの症状を、私は**「スマホ認知症」**と名づけました。これは、スマホの過度な使用で、脳に膨大な情報が入り続けて消化不良をおこし、情報の整理整頓ができないために**脳の中が「ゴミ屋敷状態」になることです。もの忘れや思考力、判断力の低下などの認知症と似た症状が起こります。**

ちなみに、「スマホ認知症」は正式な病名ではありませんし、アルツハイマー病などと同列の認知症でもありません。人やものの名前が出てこないなどの症状は認知症と似ていますが、病状を改善できるという点が、認知症とは異なります。

とはいえ、このスマホ認知症を放置すると危険です。もの忘れや脳過労は、「脳のパフォーマンスが落ちていますよ」という脳からの注意喚起です。

そしてもう一点、**スマホの不適切な使い方による健康被害で見過ごせないのは、脳を護るはずの睡眠の質がスマホ依存によって変わってしまうこと。睡眠不足が日常化して「睡眠負債」を引き起こしてしまうことです。**

その典型的な症例を紹介します。

症例3

「〝もの忘れ〟の原因は、スマホ認知症だった」

Iさん　45歳　女性
症状：家事が捗（はかど）らない、会話が噛み合わない

Iさんは、多忙な主婦です。

彼女は、夫と高校生の息子、そして夫の母親と同居していて、家事はもちろん、パートタイムで週に5日、仕事にも出かけるハードな日々を送っていました。朝は早く起きて、家族の朝食と弁当を作り、家族を送り出してから、仕事に出かけ、15時まで働いて、帰ってすぐ晩御飯の用意です。

彼女はとても几帳面な完璧主義者なので、家事も認知症気味の姑に任さずに、一人で仕切らないと気がすみません。

ところがある日、Ｉさんに異変が訪れます。
パートタイム先で、うっかりミス・らしからぬミスが増えて、「大丈夫？　疲れているみたいだから、少し休んだら」と上司に言われる始末です。ご自身でも「もの忘れ」が心配になり、当院を受診されました。

Ｉさん「私、ダメなんです。ボケたみたいで……」
Dr.Ｏ「もの忘れを気にされているようですが、どのような内容ですか？」
Ｉさん「今まで、こなしていた仕事や家事が、うまくこなせないんです。なんだか、頭がボーッとして空回りしちゃって……。料理のメニューが浮かばないし、段取りが悪いんです。それと人との会話が噛み合わないんです。自分の言いたいことが上手く話せない。相手の話が理解できない……」

Ｉさんは、ＭＲＩなどの検査でアルツハイマー型認知症などの異状は認められませんでした。しかし、前頭葉の情報処理力が著しく低下していました。脳過労の状態です。

家事にパート、子どもの教育や姑の介護などのマルチタスクになっているうえに、睡眠時間が削られていることが脳過労の原因です。さらに、スマホ依存症の影響がある状態でした。

Dr.O「家事に仕事、家族の問題などやらなければいけないことや心配事も多い。それらの解決のために、スマホは欠かせませんよね」

Iさん「料理の献立や仕事仲間・ママ友との連絡で、スマホはとても役に立ちます」

コロナ禍で、最近は職場やPTA関係の「報・連・相」も、スマホでのやり取りが膨大になっていました。それが、Iさんの脳過労をより悪化させていたのです。

Dr.O「必要に迫られて、ついついスマホを使ってしまうのですね。しかし、一度スマホを触ったのをきっかけに、そのまま〝だらだらスマホ〟になってしまうことはありませんか？」

Iさん「そういえば、最初は家事について調べていたはずが、いつの間にかネットニュースやインスタグラムを長い時間、見てしまいます」

Dr.O **「Iさんの脳は、マルチタスクによってとても疲れてしまっています。そこに、ネットやSNSから膨大な情報が入ってくると、脳がますます疲れてしまう。さらに睡眠負債のため、情報が整理整頓されなくなり、脳がゴミ屋敷になってしまう。それがIさんの〝もの忘れ〟の原因です」**

Iさん「脳がゴミ屋敷ですか？」

Dr.O「はい。脳が情報に溢れて、整理整頓されていないゴミ屋敷になっているため、仕事や料理のときに、大切な情報が取り出せない。人との会話でも気の利いた言葉が出てこなくなっている」

Iさん「どうすればいいのでしょうか？」

Dr.O「Iさんの場合は、まず、**睡眠時間の確保です。熟睡中に、重要な情報は保存され、無駄な情報は廃棄される。情報が整理整頓されるのです。**さらに、Iさんの〝もの忘れ〟には、ＳＮＳなどスマホからの過剰情報も影響していると思います。スマホの使い方を、少し見直してみてはいかがでしょう……」

Ｉさん「でも、情報は多ければ多いほどいいのでは……」

Dr.Ｏ「Ｉさん。食べ物はいかがでしょうか。口に入れるものは、量も質も吟味していますよね」

Ｉさん「はい」

Dr.Ｏ「日本人は、食生活にとても気をつかっているから世界トップクラスの長寿国なんです。それに対して、情報の取捨選択に対して無頓着すぎます。食が身体に与える影響と、情報が脳に与える影響は同じなんですよ」

Ｉさん「情報は、多ければ多いほどいいと思っていました」

Dr.Ｏ「それは、脳が暴飲暴食をしているようなものです」

その後、Ｉさんは、今までのスマホ習慣を変える試みを始めました。

まずは、ベッドでのスマホとの付き合い方の変化。本当は持ち込まないことが理想なのですが、スマホと共に寝る習慣が長いＩさん。

「先生、私、枕元にスマホがないと、不安で仕方がないの。かえって不眠症がひどくなっちゃう」

そこで、寝室ではスマホの画面は見ないで、音声機能だけを使うようにしました。つまり、スマホのラジオアプリを使って音声だけを聴くようにするのです。画面を見なければ、ブルーライトの影響もないですし、交感神経はそれほど活性されません。子守唄代わりになる、聴き馴染んだ音楽やパーソナリティーの予定調和な話は、「寝落ち」にはいいのです。

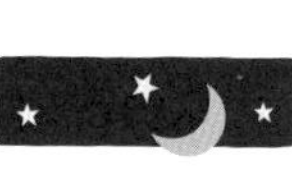

自分のスマホ依存度をチェックしてみよう

Ｉさんのように、今や多くの人にとってスマホは生活になくてはならないものになっています。しかし、スマホ依存によって脳過労になり、それが睡眠負債を引き起こす要因にもなっています。

そもそも、私たちの先祖、狩猟や農業の時代には、睡眠負債の問題はありませんでした。日光を浴び、生活のため適度に身体を動かし、暗くなったら家に帰り休む。この単純明快な自然の生活では、脳過労や睡眠負債の入り込む余地はなかったのです。ところが人類は、電気を発明し、夜でもバリバリ仕事をこなすようになって、睡眠障害が登場しました。さらに情報化社会の現在、デジタル化が進んだことで脳過労・睡眠負債の問題はますます深刻になっています。

私たちの健康にとって、デジタル化に向き合うのは、食事に気を配るのと同じくらい重要なことです。そこで、まずは「スマホ依存度」のチェックテストをしてみてください。「自分が当てはまる」と思う項目があったら、チェックを入れてください。

スマホ依存度チェックテスト

- □ 家でも仕事中でも、すぐにスマホを手に取れる状態にしている
- □ 具体的な目的がなくてもスマホでメールやサイトをチェックしている
- □ 疑問が浮かんだときはすぐにスマホで検索する
- □ バスの時刻表などはスマホで写メを撮る
- □ 情報に乗り遅れることに不安がある
- □ 電車に乗っているときなど、少しでも時間があくとスマホを触ってしまう
- □ 家にスマホを置き忘れると不安になる
- □ 毎晩、就寝直前までスマホを操作している
- □ 昼夜を問わずスマホでメールやLINEをチェックして返信する
- □ スマホのスクリーンタイムが１日平均２時間を超えている
- □ スマホの着信音やバイブレーションの「空耳」が聞こえることがある
- □ 飲食店を選ぶ基準は自分の直感や知り合いの紹介よりもネットでの評判を重視する

チェックした項目が4つ以上あった場合は、スマホ依存の疑いがあります。脳のさまざまな機能が低下した「脳過労」になっているか、なりつつある状態です。

また、チェックした項目が3つ以下であっても、スマホに頼った生活をしている自覚がある方は、スマホ依存予備軍と言えます。どちらの場合も、まずスマホ中心の生活を見直す必要があります。

スマホ依存で起こるスマホ認知症には、**もの忘れ**に加えて二つの明らかな症状があります。一つは**仕事の能率の低下。**そして、もう一つは**コミュニケーション力の低下**です。

例えば、肝心なときに相手に自分の気持ちを伝えられなくなります。さらに相手が何を言いたいのかがさっぱりわからなくなり、相手の話が腑に落ちなくなります。これらも脳が疲れている人の典型。つまり、話が噛み合わなくなるようなケースが多くなったら、要注意です。

スマホ依存症が脳を「ゴミ屋敷」にしてしまう

スマホ依存の生活が私たちの脳をとても疲れさせている一番の原因は、**スマホから入ってくる過剰な情報を脳が処理しきれていないにもかかわらず、さらに新しい情報を次々と送り込んでしまうことです。**

毎日、何時間もネットサーフィンをしていたり、ＹｏｕＴｕｂｅやＳＮＳ、ネットショッピングを深夜までしているようなら、**脳は情報の整理整頓ができないまま、次々と送り込まれる過剰な情報インプットで「ゴミ屋敷」になっていきます。**

これがスマホによる脳過労。インプットばかりが極端に多くなって自分からのアウトプットが少なくなった状態は、まさに脳の中にゴミを溜め込んでいるかのようです。

そのために、**肝心なときに必要な情報をタイミングよく取り出せないことが多くなり、**

もの忘れやうっかりミス、処理能力の低下、コミュニケーション力の低下となって現れます。

ただし脳過労は、本来は毎晩、ぐっすり熟睡することができれば軽減・解消することができます。第1章で述べたように、**熟睡中の脳内では、グリンファティックシステムが物理的にアミロイドβなどの脳についたゴミを水洗いしてくれ、さらに、ノンレム睡眠とレム睡眠の異なる二つの眠りの機能によって、脳が再生・活性化されるから**です。

ところがスマホ依存は良い睡眠を約束してくれないどころか、逆に不眠（寝つきが悪い、夜中に何度も目が覚めてしまう、朝早くに目が覚めてしまう）を引き起こします。

夜によく眠れない日々が何日も続けば、精神的にも肉体的にもストレスが積み重なり、その不眠は睡眠負債となって脳過労をさらに進めることになり、その結果、脳内のゴミ屋敷は解消されないままになるのです。

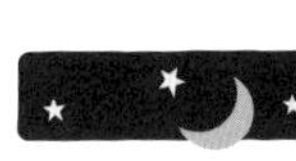

スマホの光が睡眠トラブルと脳へのダメージを引き起こす

夜遅くまでスマホの画面を見続けている人や、スマホをベッドに持ち込んで、眠る体勢になってからもスマホを見続けてしまう人は、睡眠障害を起こすリスクがとても高いと言われています。

それは、スマホの画面が発する「ブルーライト」という青く強い光の影響のためです。睡眠前にブルーライトを見ていると、眠りの途中で目が覚めたり、深い眠りが得られなくなります。その結果、昼間でも元気がなくぼんやりしてしまったり、眠気を感じて欠伸（あくび）が出たりなどといった状態に……。これらは、眠る直前のスマホの光で体内時計の睡眠と覚醒のリズムが乱れてしまったために起こる現象です。

では、眠る前にブルーライトを見ると、なぜ、体内時計のリズムが乱れるのでしょうか。

これに関係しているのが、**「体内時計ホルモン」と呼ばれるメラトニン**です。

脳の中の松果体で生合成されるメラトニンは、夜になると体内時計の働きで、脳から全身に放出され、このメラトニンが増えることで自然な眠りに誘います。

メラトニンの分泌は主に光によって調節されているため、睡眠前や睡眠中に強い光の中にいると、体内時計のリズムが乱れてメラトニン分泌が抑制され、眠れなくなったり、途中で目が覚めたりしてしまいます。

そもそも、人間の睡眠と覚醒のリズムは光によってコントロールされているのです。**朝目が覚めたとき、太陽の光をキャッチしてセロトニンが分泌されて心身を覚醒させ、夜太陽が沈んで暗くなるとメラトニンが分泌されて心身を睡眠モードにしていきます。**

ところが、このメラトニンは、夜間に強い光を浴びると分泌が抑えられてしまいます。例えば、ベッドの中でスマホを操作していると、メラトニンの分泌量が落ちてしまい、良い眠りが朝まで続きません。

良い睡眠のためには、入眠時の環境を良くすること。メラトニンは光の影響を受けやすいので、スマホのブルーライトを浴びることはもちろんＮＧです。深夜に眩しいコンビニへも行かないでください。眠る前から、居間や寝室の照明は暗めにしておいてくださいね。

脳の情報処理パターンを見直し、「イン」と「アウト」を調整する

スマホ依存になると、大量の情報をインプットし続けるために、「イン」と「アウト」のバランスが崩れて脳の機能が低下します。

脳の本来の情報処理パターンは、インプットされた情報を、一度、脳が整理整頓した上で、必要なものをアウトプットしていくという循環になっています。しかし、**スマホ依存になると、インプット過多になって脳が疲れてしまい、情報処理が追いつき**

ません。

目についた情報を次々と脳へインプットするのは、例えば、目についた食べ物を片っぱしから口に放り込んでいるようなもの。これではすぐにカロリーオーバーになって、生活習慣病になってしまいます。

食べ物を食べ過ぎないように気をつけるのと同じように、スマホからの情報をインプットし過ぎないようにすることです。その際に、それが**自分に必要な情報であるかどうかを取捨選択することも、インプットダイエット**になります。

そして、同時にアウトプットを増やしていきましょう。アウトプットとは、生活習慣で言うならば、運動や活動を自分から進んでやってカロリーを消費すること。これを脳の活動に置き換えるなら、インプットした情報を自分の仕事や家事、趣味や活動、夢や目標の達成、パフォーマンスの向上に役立てていくことです。

もしインプットが多くなっても、アウトプットも増えれば、問題は起こりません。大切なことは、**「イン」と「アウト」のバランスが取れているかどうか**です。

インプット過剰で脳の情報処理のバランスが崩れているなら、意識的にアウトプットを増やし、生活の中のリアルな体験を重ねることでバランスを保っていきましょう。

また、昼の活動や運動量が減ると夜の睡眠の質を低下させてしまうことにもなります。脳の情報処理能力を低下させないためには、毎日の睡眠がとても大切です。そして、**良い睡眠環境が作れるかどうかは昼の行動にかかっています。**

つまり、インプットとアウトプット同様に、**昼の行動と夜の睡眠は相互に関係し合っている**のです。

良い睡眠で脳をメンテナンスするには、早起きをして朝の太陽を浴びながら活動を開始し、夜になったら明る過ぎない穏やかな照明のもとで過ごすという１日のサイクルを生活の基本にしましょう。

こうした生活ができれば、良い睡眠を維持できる熟睡習慣が生まれて、眠っている間に脳のメンテナンスをしてくれるようになります。

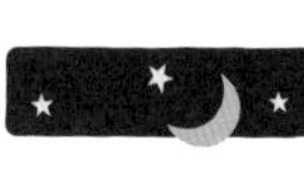

FOMO（見逃し不安）がスマホ依存を助長する

「自分の知らないところで、何か楽しいことが起こっているかも」

「自分だけがチャンスや情報を取り逃していているかも」

スマホから多くの情報が入り込んでくるようになると、他人の行動や世間の動向が過度に気になるようになり、「より一層スマホチェックをしていないと不安になってしまう」という人が増えています。

これは**「FOMO（フォーモ）」と呼ばれる症状。**「FOMO」とは「Fear of Missing Out」の略語で、**「見逃したり取り残されたりすることへの不安」を表す言葉です。**「自分だけが知らない」ということに強い不安を覚える不安神経症の一種で、症状が深刻化するとうつ病になることもあります。

ＦＯＭＯになると、常にＳＮＳが気になってスマホから目が離せなくなります。そして、その状態が長期的に続くとスマホ依存を引き起こし、脳過労が加速するという悪循環が生まれるのです。

ＳＮＳで人とつながることは、気軽で便利なコミュニケーションを可能にしましたが、その一方で、人と自分の生活を比べることで劣等感や疎外感を生みやすくなってしまいました。

特に私たち日本人には、こうした心理に陥りやすい国民性があります。

「人の顔色を気にしすぎる」「心配性」といった日本人の性格が、デジタル社会では、嫌われることに対する恐怖心、「いいね」や返信をこまめにつけなければという焦りを呼び、ますますスマホから離れられなくなって、スマホ依存が進行します。

そして、もう一つ問題なのは、**ＦＯＭＯからくるスマホ依存と不安の増大から、不眠になってしまうことです。**不安で眠れない、スマホチェックで睡眠時間を削ってしまう、そして眠れないから脳の疲れが取れない……。

脳が疲れると、まともな判断ができなくなり、さらに自分を変えることができなくなってしまうという悪循環に。これに陥ってしまうと、うつ病や脳過労、認知症までの距離がグッと縮まってしまいます。

ＦＯＭＯの心理状態から抜け出すには、まずインターネットやＳＮＳから距離を置いて、冷静になって自分が陥っている考え方を変えてみる努力をすること。例えば、次のような対処法を試してみてはいかがでしょうか。

- アカウントをフォローし過ぎない
- 人と自分を比べない
- 必要な情報だけを選び、ダラダラとスマホを見続けない
- スマホ以外の、何か違うことに没頭する
- スマホを持たずに１日過ごしてみる（デジタルデトックス）

必要なのは、思い込みから離れて冷静になってみること。こうした心理状態に陥り

やすくしている原因は、物事を矮小化して目先のことにとらわれ、広い視野で物事を見ることができなくなっているためです。これには、睡眠不足による睡眠負債が大きく関係しています。

そこで、まず睡眠から改善してください。**「熟睡（ぐっすり寝）」ができれば、FOMOなどの追い詰められたような感覚が徐々に薄れていき、最後には目の前の霧が晴れるように、脳も身体も解放されるはず。**そしてスマホ依存も、視野が広がることで、なんであんなに追い詰められていたんだろう、と冷静になれるでしょう。

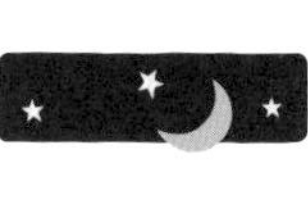

スマホ依存によるうつ病と将来の認知症は人ごとではない！

スマホ依存によるスマホ認知症と、それによって起こる脳過労を放っておくと、将来うつ病になるリスクがとても高くなります。これはスマホ依存によって脳が受けているダメージが想像以上に大きいことの現れであることから、**「スマホ依存によるうつ病と将来の認知症は人ごとではない！」**と言ってもいいでしょう。

スマホ認知症や脳過労は、脳の健全なバランスを失っている状態です。「もの忘れが増えた」「うっかりミスが増えた」「集中できない」「疲れが取れない」「落ち込みやすい」「身体の調子がおかしい」などの症状は、日々のオーバーワークで疲労した脳が発しているSOS。早急に治療しなければならないというサインです。

繰り返しになりますが、食べ物が身体に与える影響とスマホが脳に与える影響は一緒だと考えてみてください。

日本人は食生活にとても気をつかっています。健康のためには何が必要で、何をとってはいけないか。食生活への高い意識で超長寿国になりました。

それなのに、**日本人は情報を脳に入れるということに関しては、驚くほど無頓着です。**スマホの情報に関しては、具体的にどういったブレーキをかけるかといったことが明確でないため、気がつくと情報が脳に流れ込んできて飽和状態になってしまいます。

デジタル社会化が加速して生まれたスマホ依存は、脳過労やスマホ認知症、不眠を引き起こし、これを放置するとうつ病や認知症に至ってしまう、ということを繰り返しお伝えしてきました。

このままスマホ認知症状態を放置して続けていると、本当の認知症になってしまう運命の分かれ道に、今いるのだと思っていただければと思います。

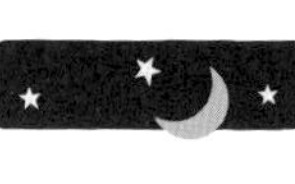

前頭前野の「考える力」がスマホ依存による脳の退化を防ぐ

スマホからやってくる情報の洪水に依存するばかりで、「自分で考える」という機能**を使わなければ、間違いなく脳は退化します。現代はさらにそこに、脳過労と睡眠負債というダメージが加わって、脳の「考える機能」がフリーズしかかっています。**

では、脳の退化を防ぐにはどうすればいいのか。そこで重要な役割を果たすのが、**脳の前頭葉の一部「前頭前野」**です。

前頭前野はいわば脳の司令塔。思考、判断、創造、計画、遂行実行機能、意欲、理性、社会性、感情のコントロールといった、人間らしい能力を司る最高中枢です。私たちがより快適に生きるための行動を考え、そのために必要な情報を記憶の貯蔵庫から取り出して、それぞれの作業現場に届ける役割を果たしています。

この**前頭前野の情報処理システム**には、三つの役割分担があります。

①**浅く**考える……**ワーキングメモリー**
②**深く**考える……**熟考機能**
③**ぼんやり**考える……**デフォルトモード・ネットワーク**

これら三つの役割について解説します。

◇ワーキングメモリーは作業レベルの情報処理をする

ワーキングメモリーは「作業記憶」と呼ばれ、前頭前野で情報を一時的に保持したり、同時に情報を処理したりする役割です。

例えば、電話番号を一時的に記憶したり、泊まっているホテルの部屋番号を記憶するといったもの。メモ的に脳に記憶されるものなので、「脳のメモ帳」と呼ばれます。

そして、日常生活では比較的広範囲で使われています。例えば、会話をしているときに相手の発言を受けて返答するのもワーキングメモリーの働きです。

また、「暑いから窓を開けよう」「急いであの電車に乗ろう」「席が空いたから座ろう」といった、その場での瞬間的な判断をしているのもワーキングメモリーです。

つまり、**日々繰り返される、いつものパターンでやればすむ行動、あまり考えなくてもできる行動、目先のことを付け焼き刃的に処理する行動などは、ワーキングメモリーの浅く考える機能が使われています。**

✧熟考機能は重要な判断をする

それに対して、**熟考機能は、じっくりと深く考えて判断する役割です。**脳全体の司令塔として、**じっくり考える、計画や作戦を練って戦略的に考える、アイデアや企画を考える、長期的に利益につながるかどうかを考える……などが行われます。**

「この情報は自分に必要か？」「この人と付き合うとどんなメリットがあるのか？」「このアイデアは社会の役に立つか？」などを、過去の記憶、経験、知識に照らし合わせて、総合的に考え、判断します。

このように、まったく専門分野の違う二つの部分が、いつも適切に機能していれば、脳は疲れることなく、それぞれの役割を遂行します。つまり大切なことは、「どちらもバランスよく使われているかどうか」です。

しかし、**スマホ依存でのスマホ操作中には熟考は必要とされないため、ほとんどの**

場合、脳はワーキングメモリーだけを使っています。毎日スマホから大量に送られてくる情報の処理でワーキングメモリーは酷使され、処理能力が追いつかずに疲れていきます。一方で、熟考機能のほうは、ろくに使われないまま錆びついていきます。

このバランスの悪さが、脳にとっては大きな問題。それによって脳過労になり、どちらの機能も徐々に低下していくことになります。

ちなみに、**ワーキングメモリーと熟考機能は、どちらか一方が働いているときには、もう一方はフリーズしているので、両方が同時に立ち上がることはありません。**

✧デフォルトモード・ネットワークは脳過労を改善する

デフォルトモード・ネットワークとは、「何もしていないときに活発になるニュートラルな脳」のこと。いわば、「頭をぼーっとさせるぼんやりタイム」です。

人は、「ぼんやりしているときのアイドリング状態」や「我に返る」ことによって脳の健康を維持したり、脳の力をより発揮させることができます。本来なら、多くの仕事を抱え、朝から晩までぼんやりする暇もないくらい忙しい生活を送っている人ほど、このデフォルトモード・ネットワークを起動する時間が必要なのです。

いつも集中して緊張を強いられていると、脳はとても疲れます。しかし**現代人はぼんやりするのが苦手。スマホに限らず、多くの人がワーキングメモリーを駆使して、目の前の作業に追われています。その間、デフォルトモード・ネットワークは使われず、その機能を錆びつかせてしまいます。**次第に、**「集中／ぼんやり」「働く／休む」という切り替えができなくなってしまいます。そのせいで脳はいつも緊張状態が続き、疲労が蓄積して脳過労が進行していくのです。**

加えて、デフォルトモード・ネットワークの大きな働きの一つは、**「自分という人間を見失わないためのシステム」**だということ。

例えば、ぼんやりしているときに、ふと「自分は一体何者なんだろう？」という思いが浮かんで、「もっと自分を知ろう！」と思うとデフォルトモード・ネットワークは活発に活動します。**ぼんやりすることで自己モニタリング機能を働かせ、「我を忘れず、**

我に返る」ことが、脳を休め、脳過労の改善に大きく貢献するのです。

睡眠は「ぼんやりタイム」と同様に脳と身体を最適化する！

スマホ依存の脳過労から脱出するための一つのアプローチが、デフォルトモード・ネットワークの「ぼんやり機能」にあることがわかりました。しかし、今の人々のスマホ依存生活では、ぼんやりする時間を手に入れること自体が難しいかもしれません。

では、どうしたら？

誰にでも簡単にできる方法が**「睡眠で脳過労を退治する」**ことです。**「睡眠」は脳をリセットすることなので、デフォルトモード・ネットワークと同じ役割を果たします。**

もう一度、「睡眠とは何か」「眠るということはどういうことなのか」ということを思い出してみましょう。

睡眠は、まず、「脳の健康」にとって欠かせないものであり、眠ることによって感情を整え、眠る前にあった心配事も安定した状態にリセットしてくれます。さらに、うつや心の不安などを予防してくれます。

「身体の健康」では、眠ることで体内のホルモンバランスを整え、肥満や高血圧、耐糖能障害、循環器疾患、メタボリックシンドロームといった生活習慣病の予防をしてくれます。

つまり、**睡眠は心身の健康のカギを握る万能薬。**逆に言えば、**睡眠が不足すると、それは心身のあらゆるトラブルにつながっていってしまうのです。**

質の良い睡眠が得られると、昼間、身体が軽くなり、頭もスッキリ活動的に過ごせます。それは、眠っているときに身体と脳の両方を休めているからです。つまり、**身体の機能も脳の機能も、すべては睡眠によって最適化されている、**ということです。

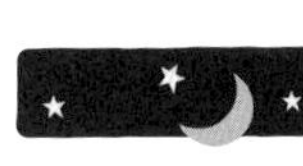

熟睡（ぐっすり寝）時間がスマホ依存を遠ざけてくれる

「眠りの仕組み」については第1章でまとめましたが、ノンレム睡眠とレム睡眠を繰り返す一晩の眠りの中で、特に入眠直後に訪れる1回目のノンレム睡眠時に、脳と身体を休ませてリセットしてくれる徐波睡眠と呼ばれる「熟睡（ぐっすり寝）時間」が訪れます。

このノンレム睡眠時に、無意識に脳内の不要な情報を整理し、必要な記憶の再構築と強化が行われます。繰り返しますが、**これが無意識の中で行われているというのがポイントです。デフォルトモード・ネットワークのぼんやりタイム同様、緊張していない状態の脳が、自ら脳をより良い状態にリセットしようとしているのです。**

日常の緊張から離れて脳を休めるこの熟睡の時間が、脳の健康を保つためにとても大切で、だからこそ睡眠をおろそかにしてはいけないのです。

スマホ依存から離れられて、良い睡眠をとる習慣ができたならば、脳はリフレッシュされ、もの忘れやうつ、生活習慣病、そして認知症を遠ざけることができます。

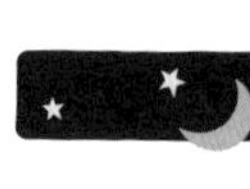

スマホ依存で認知症にならないための10カ条

「スマホのヘビーユーザーです。スマホの使い過ぎで、認知症になってしまうんでしょうか？」

こういう質問をされることが多くなりました。

まず、相談者が50代より若いのであれば、どんなにスマホを使っても今すぐ認知症になる可能性はほとんどゼロだと言えます。

ただし、安心はできません。スマホ認知症や脳過労の人は、脳の老化度や疲弊度が通常より進んでいます。そうした場合、20年後30年後にアルツハイマー病などの認知症を発症する可能性はとても高いのです。

つまり、スマホ認知症を自覚するなら、今すぐに認知症を発症する可能性はなくても、将来的にはかなりハイリスクだということは覚えておいてください。

現在、脳に良くない生活習慣を続けていれば、そのツケがどんどん溜まっていき、いずれは認知症を発症させることになります。

だからスマホ認知症や脳過労、睡眠負債を放っておいてはいけないのです。将来、ボケて苦労を背負いこみたくないなら、今のうちから認知症につながる危険因子をなくす生活に切り替えていきましょう。

そのための10カ条を、次のページにまとめておきます。

5

**「すぐに検索」を
やめてみる**

わからないこと、思い出せないことがあると、ついスマホで検索してしまいがち。でも検索する前に、1分でも自分の頭で思い出そうとしてみてください。

6

**「ナビ」になるべく
頼らない**

空間認知能力を落とさないために、自分の力で道を探したり、自力で目的地にたどり着こうとしてみましょう。

7

**あえて「手間のかかる方法」
を選ぶようにする**

文字は手書き、人とは会って話す、ネットショップではなくお店に行って買い物をするなど。自分の脳と身体を使って、あえて手間のかかることをやってみましょう。

8

**「リアル」の体験を
大事にする**

意識して外に出て、人や動物、自然と触れ合いましょう。リアルな体験には脳の疲れを癒す力があります。

9

**1日5分、ぼんやりする
時間を持つ**

ぼんやりするのは無駄ではありません。むしろ「ぼんやりタイム」は脳の健康を維持するのに欠かせない時間です。

10

**「睡眠」を最優先して
脳細胞を修復する**

ぐっすり眠ることほど脳によく効く薬はありません。どんなに仕事が忙しくても、「睡眠を最優先する」生活を、あえて意識して実行してください。

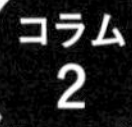

日常で心掛ける10カ条

脳の働きをよくするために、日常生活で心がけることを10カ条にまとめました。スマホ認知症を防ぐにはスマホからの過剰な情報のインプットをやめてみることから。過剰な情報のせいで、脳の処理能力が低下し、もの忘れなどの症状が出ているのですから、まずその流れを断つことです。とにかく脳を休めること。まずそこから始めてみましょう。

1 まずはしっかり休む。日向ぼっこをして脳を休める

太陽の光の中でゆっくりとした時間を過ごすこと。ぼんやりとした時間を過ごし、余計なことは考えずに、光に包まれた暖かな状況を楽しんでください。

2 マルチタスクをやめて「モノタスク（一つに集中）」にする

あれもこれもと欲張ることをやめてみましょう。一つのタスクに集中するほうが、脳は持てる能力をしっかりと発揮してくれます。

3 脳を鍛えるのではなく、脳に疲れを溜めないようにする

脳が疲れている人には脳トレはおすすめしません。疲れた脳を無理に働かせても脳は悲鳴を上げるだけ。まず脳に疲れを溜めないことを最優先しましょう。

4 「デジタル・デトックス」をやってみる

プチ・デトックスで構わないので、1日でも、数時間でも、自分のできそうなところから「スマホ断ち」をしましょう。

第3章

睡眠負債は万病の元である！

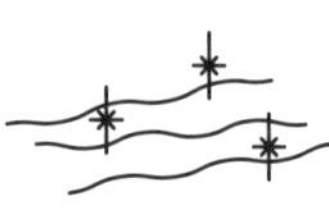

睡眠負債は病気のスパイラルを招く

第2章では、脳過労の原因の一つが、スマホ依存だと述べてきました。現代人の脳は、スマホ以外にも、さまざまな原因から脳過労になっています。そして、その脳過労が睡眠の質を落とし、ときには不眠となり、それが解消されないまま続いていくことで睡眠負債という深刻な事態を招いています。

そして**「脳過労↓睡眠負債↓脳過労」という脳の健康を害していく一連の流れ**が生まれ、一度この流れにはまってしまうと、脳過労と睡眠負債は相互に影響しあって、次第に心身を蝕んでいきます。

睡眠負債は万病の元。睡眠負債の先には、高血圧や糖尿病、脳卒中、うつ病・MCIといった、いわゆる「生活習慣病」が待っています。そして、そのさらに先に控え

ているのは「認知症」です。

脳過労・睡眠負債は、ジワジワと万病につながっていきます。大切なのは、早期発見・早期対応です。では、私たちは、初期の段階で、どういった症状や不調に注意したらよいのでしょうか。

症例４

「脳過労、睡眠負債で体調不良になる」

Ａさん　48歳　男性
症状：ドクターショッピング（※）

Ａさんは電気通信会社に勤めるサラリーマンです。元来、健康体だったのですが、今年になってから体調不良を訴えるようになりました。

※　心身の問題に関して医療機関を次々と受診すること。

まず、健康診断で高血圧と糖尿病を指摘され、薬を飲み始めました。さらに、胃痛や胃もたれで胃カメラ検査も受けました。検査の結果、胃には異状はなかったのですが、医者からは数種類の胃薬を処方されました。

加えて、ひどい腰痛に！　リモートワークで、自宅のデスクのPCに向かって30分も座っていると、腰がジンジンと痛くなって仕事に集中できません。この頑固な腰痛が続くため、近所の整形外科を受診しました。

そこでのレントゲン検査などでは、異状なし。しかし、その後も、鎮痛剤を服用しても、接骨院に通っても、痛みは一向に軽減しません。ネットサーフィンの挙句、たどり着いたのが当院でした。

Dr.O「リモート生活は、長いのですか？」

Aさん「そうですね。かれこれ3年くらいになります。もともと、コロナ禍をきっかけに始まったんですが。会社は今後もリモートワークを推進する方針です。今では、月に1～2回出社する以外は、ほとんどがリモートワークです」

Dr.O「運動不足になりませんか？」

Aさん「そうなんです。以前は、毎日の通勤だけでも、いい運動だったみたいです。スマホのヘルスケアを見ると、毎日3キロくらいは歩いていたようです」

Dr.O「東京は、地下鉄の乗り換えだけでも結構、歩きますよね。今は意識的に散歩などはしていないのですか」

Aさん「はい。リモート生活が始まった頃は、ストレス解消も兼ねて近所を散歩したんですが、腰が痛くなってからは面倒くさくなって……」

Dr.O「外で一杯やる機会が減って、ストレスが溜まっていませんか？」

Aさん「そうなんです。新橋で、同僚や友人と帰りに呑むことが減って寂しいです。最近は、いつも一人で飲んでいます。酒量はかえって増えています。酒を飲まないと寝つけないので、アルコール依存症気味かもしれません」

Dr.O「朝までぐっすり眠れていますか？」

Aさん「夜中におしっこで何度も目が覚めます。朝もまだ暗いうちに目が覚めてしまいます」

Dr.O「熟睡感がないのではないですか？」

Aさん「確かに。でも、出社しなくていいので昼寝もよくしますから、睡眠不足とは思っていませんが」

当院で、Aさんの諸検査をしました。その結果、**脳の前頭葉の機能が低下し、脳過労がさまざまな体調不良の原因になっていることが判明しました。「睡眠負債による身体表現性障害」と診断しました。**

Dr.O「検査の結果、腰自体にはヘルニアなど異状は認められませんでした。**腰痛の原因は、脳過労にあると考えます**」

Aさん「えーっ。私の腰痛の原因は、脳にあったんですか！」

Dr.O「脳は疲れると、身体の痛みをコントロールする機能が低下して、腰痛など、厄介な身体の痛みが生じることがあるのです」

Aさん「……」

Dr.O「そして脳過労の最大の原因は、睡眠負債です」

Aさん「長時間、寝ているつもりなのに……」

Dr.O「**睡眠は、量より質なんです。そして、睡眠の最大の使命は脳のメンテナンスなんです。**酒は、確かに寝つきをよくしますが、2～3時間でエタノールが分解されてアセトアルデヒドという覚醒物質になります。これが中途覚醒・早朝覚醒の原因となり、熟睡を妨げます」

Dr.O「大丈夫。腰痛は治りますよ。うまくいけば、高血圧・糖尿病や胃腸障害も治ります」

Aさん「どうしてですか？」

Dr.O「Aさんの、腰痛・高血圧・糖尿病・胃腸障害の根本的原因は、すべて同一犯人の睡眠負債の可能性があるからです。これらの体調不良は、すべて最近起こってきたのですよね？」

Aさん「はい」

Dr.O「**睡眠負債によって、もっとも影響を受けるのは自律神経です。**熟睡中に交感神経が沈静化し、副交感神経が活動するのです。Aさんは睡眠負債によって、交感神経優位・副交感神経劣位が継続しているのです。交感神経優位が高血圧や糖尿病の状態を引き起こし、副交感神経劣位は、胃腸障害を引き起こしているのです。」

Aさん「……」

Dr.O「しばらくの間、熟睡するために、お酒の代わりに睡眠薬を飲みましょう」

Aさんは、睡眠薬の導入によって体調を回復し、鎮痛剤・降圧剤・抗糖尿病薬・胃腸薬を中止することができました。その後、第5章の熟睡習慣の導入によって、睡眠薬も1カ月で中止できました。

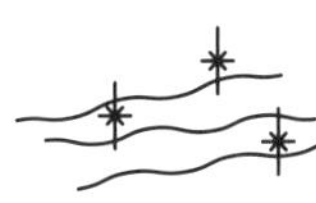

睡眠負債は生活習慣病の諸悪の根源

症例のAさんのように、ひどい腰痛や高血圧、糖尿病、胃腸障害といった身体の不調が、実は脳過労と睡眠負債が原因だった、ということは珍しくありません。この脳過労や不眠が、身体の至るところで悪さをしています。

これらは万病の元。脳過労や睡眠負債が、血圧を上げ、自律神経を乱し、身体の痛みを引き起こしているのです。

このように、睡眠負債はさまざまな生活習慣病と密接に関係しています。例えば、腰の痛みやめまい、肩こりなどといった、一見、寝不足とは関係ないような症状も、**眠れないことによって脳の疼痛（とうつう）調節機能が低下したり、自律神経の活動が不調になるな**

どで生じる場合があります。

睡眠負債は、まず、その初期段階で高血圧や糖尿病、不定愁訴、ストレスといった生活習慣病の原因になります。例えば、高血圧症と診断されている方の30〜50％が不眠に悩んでいると言われています。

さらに、睡眠負債が改善されないままだと、脳卒中やうつ病などの引き金になり、やがては老後の認知症の発症を早めることにもなりかねません。

また一方で、**生活習慣病の患者さんは不眠症になりやすい**と言われています。睡眠負債が心身に与えるダメージだけでなく、生活習慣病が睡眠に与えるダメージを認識することも重要です。この両方がスパイラルになって、相互に悪影響を及ぼすようになると、病気は思わぬ速さで進行することもあるのです。

睡眠負債に早いうちに気づいて、毎日の睡眠環境や眠りそのものの質を改善していけば大事には至りませんが、「たかが睡眠不足」といった甘い考えでいると、症状はドミノ倒しのように連鎖的に、より悪い状態に進んでいってしまいます。「睡眠負債は万病の元！」「毎日の良い眠りが健康な身体を作る！」と心得てください。

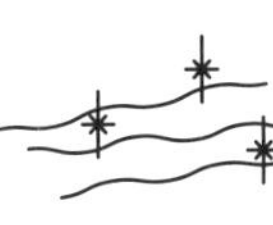

睡眠負債で高血圧になるわけ

私たちの血圧は、１日を通して、ずっと一定に保たれているわけではありません。夜、眠っているあいだ、心身は睡眠モードに入ります。内臓の働きや代謝などの機能をコントロールしている自律神経には、昼間の活動中に活発になる「交感神経」と夜のリラックスタイムや睡眠中に活発になる「副交感神経」があり、時間帯によって違う働きをしています。

昼間の活動時には交感神経が強く働くことで、血圧が上がって瞳孔が拡大し、心身とも興奮状態になります。一方、夜になって副交感神経が優位になると、血圧は下がって心拍数も減り、瞳孔も収縮して心身ともにリラックスした状態になります。

しかし、**夜の睡眠が十分に得られないと、交感神経が昂ぶった状態が夜も続いてしまうため、夜間の血圧が下がらないばかりか、翌日の血圧がさらに上昇してしまいます。**これが、睡眠負債が高血圧を引き起こしてしまう仕組みです。

◇睡眠のトラブルが高血圧を招いている

私の病院の外来で来る患者さんを診察していて気づくことがあります。

「昨日は心配事があって眠れませんでした」と訴える患者さんは、必ずといっていいほど、血圧が高くなっています。そのくらい、**血圧は睡眠のダメージに影響されているのです。**

高血圧は、食塩の過剰摂取などの食生活の乱れ、肥満、運動不足や喫煙、過剰飲酒といった生活スタイル、精神的なストレスなどとも関係していますが、実は、**睡眠不足や脳過労は、高血圧になるリスクが高いファクター**なのです。実際に、「いつも飲んでいる睡眠薬がなかったので、よく眠れていません」という患者さんの血圧を計ってみると、眠れていないことで20％程度高くなっていました。

睡眠負債による血圧異常で睡眠中の血圧が高くなると、血管に過度な負担がかかって傷ついてしまいます。**通常、睡眠中の血圧が低いときに血管がその日に受けたダメージの修復が行われるのですが、睡眠中に血圧がしっかり下がらないと血管の修復が進みません。**この状況が続くと、高血圧や糖尿病などの血管に関わる病気が悪化したり、心筋梗塞や脳卒中のリスクが高まってしまいます。

もう一つ、寝ているあいだに呼吸が止まってしまう**睡眠時無呼吸症候群も、高血圧と無関係ではありません。**睡眠時無呼吸症候群などの睡眠障害があると、睡眠障害のない人に比べて高血圧になる確率が高くなると言われています。

それは、睡眠中に呼吸が「休止→再開」を繰り返すことにより、交感神経の興奮が収まらないために血圧が上昇してしまうためです。

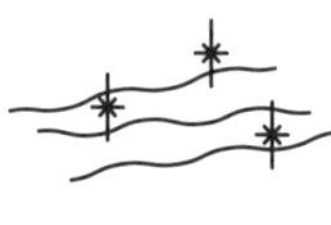

睡眠負債による過食と肥満で糖尿病リスクが高まる

「睡眠時間が短い人ほど太っている傾向がある」という調査報告があります。これは世界各地で、また大人でも子どもでも同様の傾向を示しています。

例えば、富山県の児童およそ1万人を対象にした調査では、毎日10時間以上睡眠をとっている子どもに比べて、8時間以下しか眠っていない子どもは、3倍近くも肥満の度合いが高くなっていました。

この調査報告のように、「睡眠不足が肥満を招く」のには、次の二つの要因が考えられています。**一つは食欲に関係するホルモンの変化。もう一つは運動不足**です。

私たちの身体には、食欲をコントロールする二つの生体ホルモンがあります。

一つは胃から生成される**食欲増進ホルモン「グレリン」**。これは体内のエネルギーが不足したときに、食欲を増進させてエネルギーを取り込むように促す働きがあります。もう一つは体内の脂肪細胞内で生成される**食欲抑制ホルモン「レプチン」**。これは食欲を抑え、エネルギー代謝を促す働きを持っています。

この二つのホルモンがバランスよく活動することで健康が保たれますが、**睡眠負債によって睡眠が不足すると、自律神経が乱れてグレリンが増加し、レプチンが減少します。そうすると食欲を抑えられなくなって食べ過ぎてしまい、肥満につながっていくというわけです。そして、その肥満が糖尿病のリスクを高めるのです。**

また**睡眠負債は運動不足を引き起こします。**睡眠負債により、昼間に交感神経が活性化されないため、身体を小まめに動かす気力がなくなってしまうからです。昼間でも眠さや疲労感を強く感じて運動をしなくなることが、肥満の進行をますます助長させます。

✧睡眠不足から始まる太るスパイラル

私たちは皆、年齢や性別によって基礎代謝量が決まっています。基礎代謝量とは、内臓を動かしたり、呼吸をしたり、体温を調整したりなどといった必要最小限のエネルギー。私たちが「生きている」だけで消費するカロリーです。

例えば、基礎代謝量である1日の総消費カロリーと総摂取カロリーが同じなら、活動量が少なくてもやせやすくなります。逆に摂取カロリーが同じでも基礎代謝量が落ちれば、それだけ太りやすくなるということ。ここで問題なのは、**寝不足や不眠で睡眠負債が溜まると基礎代謝量が下がってしまう**ことです。

基礎代謝量を左右するのは「成長ホルモン」。睡眠中に成長ホルモンが出ることで、全身の細胞の新陳代謝が活発になります。しかし、**良い睡眠がとれないと成長ホルモンの分泌が不十分になり、新陳代謝がうまく行われなくなって基礎代謝量が減ってしまいます。そして、そのぶん太りやすくなります。**

成長ホルモンには、健康で引き締まった身体を作るといった働きがあります。中性脂肪を分解して筋肉の修復をしてくれるのも成長ホルモンの働き。中性脂肪が減るのは肥満を防ぐ第一歩ですし、筋肉が太くなれば代謝が上がって消費カロリーが増え、太りにくい身体を作ってくれます。つまり、質の良い睡眠が成長ホルモンの働きを支えているのです。

成長ホルモンを最大限に出せるのは「眠り始めの3時間」の深いノンレム睡眠時。ところが、不眠や睡眠負債が原因で深いノンレム睡眠をしっかりとれないと、成長ホルモンが出ずに、太りやすい体質になってしまいます。

さらに、睡眠不足で食欲抑制ホルモンのレプチンが減少して食欲のコントロールができずに過食になり、日常の運動量が減るといった具合に、目に見える部分でも見えない体内の部分でも、相互に影響しあって**「睡眠不足から始まる太るスパイラル」**ができ上がってしまいます。

◇不眠と糖尿病がアルツハイマー型認知症を引き起こす

健康な人が高血糖にならずに過ごしていられるのは、血糖値を下げるインスリンがすい臓から分泌されて血糖値をコントロールしてくれるからです。

ところが**睡眠負債や不眠によって睡眠が足りなくなると、空腹時血糖値が上昇し、基礎インスリン分泌能が低下します。その結果、糖尿病を発症します。**さらに、高血糖状態が続くと、動脈硬化が進み、心臓の機能も低下してしまいます。

インスリンは唯一、血糖値を下げられるホルモンであるため、糖尿病になると、高い血糖値を下げるためにより多くのインスリンが必要とされます。そして、インスリンに対する感受性が低下し、インスリンの作用が十分に発揮できない状態になります。この状態を**「インスリン抵抗性」**と言います。

大量に分泌されたインスリンを分解するためにインスリン分解酵素が大量に使われてしまうことになります。

このインスリン分解酵素の無駄づかいが大問題！　**インスリン分解酵素は、アルツハイマー型認知症の原因となるアミロイドβを分解する役割も担っている**のです。

近年、アミロイドβの分解異常の要因として、糖尿病と関係するインスリン抵抗性の増大が指摘されています。

全世界の糖尿病患者とアルツハイマー病患者の統計を取ったRotterdam Study（1999年）によると、**糖尿病はアルツハイマー病の発症リスクを2倍以上に増加させることが明らかとなっています。**

アルツハイマー型認知症は脳のゴミであるアミロイドβが脳に溜まり、脳の神経細胞が破壊されることによって発症します。ただ、アミロイドβは脳内に存在するインスリン分解酵素によって分解されるため、インスリン分解酵素が正常に働いていれば、脳のゴミはきれいに分解されます。

ところが、**糖尿病や糖尿病予備群の人は、インスリン分解酵素が足りなくなり、ゴミの分解が十分にできなくなって、**アルツハイマー型認知症を進行させてしまうのです。

そうしたことから、糖尿病はアルツハイマー型認知症の発症リスクを2倍以上に増加させると言われています。

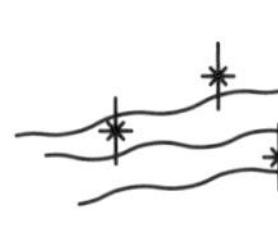

眠りの質が将来の認知症の発症を左右する

糖尿病でなくても、「睡眠時間が短い人ほど、認知症の発症リスクが高い」と言われています。認知症の中でもっともよく見られるアルツハイマー型認知症では、脳内に異常に蓄積したアミロイドβと呼ばれるタンパク質の老廃物によって、脳の神経細胞が壊され、記憶や思考に問題が生じると考えられています。

アルツハイマー型認知症で、睡眠時間の多い少ないが問題になるのは、繰り返しになりますが、認知症発症の元凶ともいえるアミロイドβというタンパク質の水洗い除去が睡眠中に行われるからです。

アミロイドβがしっかり水洗いされるかどうかは、睡眠の時間と質が関係しているので、睡眠時間が短かったり、ノンレム睡眠・レム睡眠のバランスが悪いと、アミロイドβの沈着が進んで水洗いが追いつかず、その結果、アルツハイマー型認知症になりやすくなるわけです。

誰でも毎晩、眠りについていますが、その「眠りの質」についてはあまり考えられていないようです。高齢者に限らず、不眠症や睡眠不足で悩んでいる人は、近い将来、認知症を発症しやすくなるリスクがあります。まずは今すぐ、睡眠環境を改善する必要があるでしょう。

脳過労はぐっすり寝の熟睡習慣で治ります。しかし、脳過労を甘く見て中高年で脳卒中やうつ病になると、老年になって認知症になるリスクがとても高いのです。

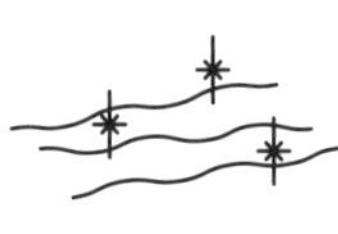

睡眠負債が全身の不調を引き起こす

不眠によって脳に多大な負担がかかると、脳過労状態になって多様な心身の不調を引き起こします。それらは頭痛やふらつき、身体の痛みなど症状が多岐にわたるために、一般の病院では脳過労や睡眠負債が原因であることを見過ごしてしまうことも少なくなく、そのため、長期的にそれらの症状に悩まされることになりがちです。

不眠が原因で起こる心身の不調には、例えば、頭痛やうつ状態、のどや舌の痛み、めまい、自律神経失調症、パニック障害などがあります。

ただ、これらは客観的な異常が視覚的に示されない心身の不調であることが多く、そのために「精神的な問題」として片付けられることもよくあります。こうした、具体的な異常がないのに起こる症状や、客観的に原因が特定できない症状が「不定愁訴」です。

「不定愁訴」は、頭痛や肩こり、腰痛などという症状で現れます。１４７ページで紹介した症例４の患者さんが、まさにこの不定愁訴でした。

ところがこうした痛みは、**本当に頭や肩、腰が悪いわけではなく、睡眠負債が溜まっているせいで脳が非常に疲れてしまって感じている痛み。つまり不眠による脳過労が自律神経を不調にし、身体の痛みを引き起こしているのです。**

人の脳の前頭葉には痛みを手なずけるような働きがありますが、**睡眠負債で脳過労になると前頭葉の働きが低下して、痛みや症状に対して逆に過敏になるのです。**

具体的には、舌の痛みや手足のしびれ、発汗や吐き気など。さらには、動悸、息切れ、めまい、ふらつき、気分の落ち込みやもの忘れなどといった症状としても現れます（62ページ参照）。

こうした痛みや症状を、気のせいや思い込みといった精神的な問題にしてしまってはいけません。

これらは、不眠によるセロトニンの不足が脳過労を悪化させ、痛みに過敏になっていることが原因。つまり、睡眠負債による明らかな身体のトラブルなのです。

✧不眠による脳過労で脳の疼痛調節機能が低下する

脳は身の危険を感じたときに危険から自分を護るために、「痛み」を感じるように設計されているのですが、非常に強い痛みに対しては「抑制をかける」という働きがあります。

身体の痛みや刺激は、皮膚や筋肉、関節など、身体の末梢から脊髄の後角(こうかく)に伝えられます。そこには、痛みをどの程度脳に伝えるかを調節する関門（ゲート）があり、身体に起こった強い刺激を有害と判断すれば、このゲートを開いて、脳に強い痛みの信号を送ります。

ただし、ここで送られる痛みの信号は、身体の末梢から脳への一方通行ではなく、脳からも脊髄の後角に痛みを抑制する信号が送られます。

特に、感情や認知に関係する前頭葉からの信号は、痛み・刺激を抑制するため、脊髄の後角のゲートを閉鎖して、本来は痛みや刺激があっても、痛みを感じさせないように調節する機能があります。

これが**「ゲートコントロールセオリー」と呼ばれる、痛みという信号に干渉する経路**です。

しかし、**不眠による脳過労の状態では、神経伝達物質が不足し、脳の疼痛調節機能が低下してゲートコントロールセオリーがうまく機能せず、痛みに対する脳の抑制的な働きが弱まります。**その結果、頭痛や腰痛だけでなく、さまざまな「原因不明」の痛みが生まれるのです。

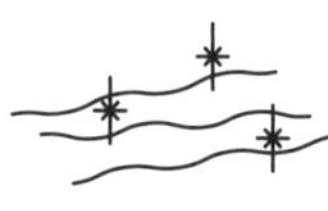

不眠による高血圧が脳卒中のリスクを高める

不眠や睡眠負債で眠れない日が長く続けば、脳卒中のリスクも高まります。

日本人はもともと脳卒中にかかりやすく、かつて「脳卒中は国民病」と呼ばれていました。現在でも、生活習慣病である高血圧や糖尿病、脂質異常症などの患者数の増加に伴って、脳卒中の患者数は増えています。

脳卒中になるかどうかは、その人の「血管の質」にかかっています。そして、人が年齢を重ねるにつれて、脳血管は老化してしなやかさを失い、血管の質も劣化する傾向があります。このように、年月を経てくたびれて硬くなるのが動脈硬化です。

睡眠負債や不眠によって高血圧が長く続くと、動脈硬化が進行し、やがて脳の血管が詰まって脳梗塞になります。さらに高血圧の程度が強い場合は、脳の血管が破れて脳出血やくも膜下出血のリスクも上がります。つまり、睡眠負債によって眠れないことで起こる高血圧が脳卒中のリスクを高めているのです。

また、脳卒中のリスクとして、日本人の性格にも因果関係があると言われています。脳卒中になりやすい人の性格はA型。これは血液型ではなくAggressive（アグレッシブ）のAです。A型の性格は「精力的、仕事熱心、せっかち、社交的」。パワフルで自分の身体のことを顧（かえり）みずに頑張ってしまう一方で、人の目を気にして、ストレスを抱えがちな面もあり、脳卒中になりやすい傾向があると言われています。

そうした性格といえば、長嶋茂雄さんや田中角栄さん、小渕恵三さんなど、スポーツ選手や政治家が脳卒中で倒れるというニュースを耳にする機会は少なくありません。

私は、**A型の人が脳卒中を発症する要因には、睡眠不足や不眠症があると推察しています。**脚光を浴びる機会が多い人ほど、叩かれる機会も多くなるはず。そのために眠れない夜が続いて、不眠症になってしまう……。こうした病気の背景には、ほぼ間違いなくストレスと睡眠負債があります。眠れないことで血圧が上がり、それが長く続いてしまうと脳卒中になる危険があるのです。

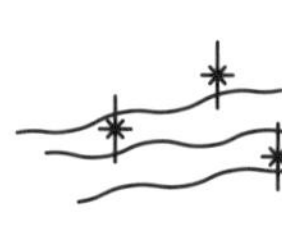

不眠が続くとうつ病になるリスク大

不眠症に悩まされている人が3年以内にうつ病になるリスクは約4倍、不眠状態が1年以上続いている場合は約40倍高まると言われています。

現代の不規則になりがちな生活サイクルも、不眠の引き金になっているでしょう。今や、日本人の5人に1人が睡眠に関して何らかの悩みを抱えており、10人に1人が不眠症に悩んでいるという調査報告も出ています。中年以降になると、その割合は高くなります。

私たち日本人はそうした環境に置かれている一方、**うつ病になりやすい遺伝子をも**

ともと多く持っているとも考えられます。

まず、日本人は**「真面目で几帳面な性格」**だということ。責任感が強く、何事にも完璧を求めてしまうため、たとえ疲れていても休まずに納得がいくまで働きます。

そこで仕事が捗らなくても、その原因は疲れが溜まっているのだから仕方がないことなのです。それなのに、きちんとできないのは自分のせいだと自責の念にかられるところが、日本人に多く見られる真面目さです。その分、うつ病になりやすい国民であると言えます。

日本人にはほかにも、**「NOが言えない、いい人」「今までミスをしたことがないエリート」「決めつけ思考」「ネガティブ思考」「白黒型思考」**といった特徴があります。

このような思考の多くが、**思いつめて悩むことによる寝不足、不眠、それが積み重なって睡眠負債につながっていき、そのせいでうつ病になる**のです。

もう一つ、うつ病の初期段階での睡眠障害は、不眠とうつ病が悪循環に進んでいこうとしている深刻なサインです。

睡眠時間が短いのに眠りが浅く、覚醒しやすいというのが、典型的なうつ病による不眠の状態です。これは眠りの側から見ると、**ノンレム睡眠とレム睡眠という睡眠サイクルができていない、つまり熟睡できていないために、脳はいつも疲れてうつの苦しさを解消できません。**

さらに、うつ病は将来のアルツハイマー型認知症の発症の危険リスクになります。たとえ25年以上前のうつ病歴であっても、アルツハイマー型認知症の発症リスクは1・71倍に達し、うつ病と診断されてからアルツハイマー型認知症の発症までの期間と発症リスクが正の相関を示すというメタ解析の報告もあります。

また、**アルツハイマー型認知症の発症リスクは、若年期にうつ病を経験していると3・76倍、老年期のうつ病では、2・34倍高まる**というRotterdam Scan Study（2008）の報告もあります。

眠れないという状況は、うつ病リスク、将来のアルツハイマー型認知症への負のスパイラルの入り口であるということを私たち日本人は忘れてはいけません。

第4章

睡眠外来の薬物療法最前線

睡眠外来の薬物療法

万病の元になる睡眠負債に対して、医療の現場では「不眠、睡眠障害とどう向き合って治療していくのか」を研究し続けています。その選択肢の一つが「薬物療法」です。

不眠、睡眠負債といった「眠れない状態」が続くと、うつ病や将来の認知症を引き起こすリスクが非常に高くなります。不眠や睡眠負債を自覚したときに、生活習慣の改善で睡眠を取り戻して健康になれることがいちばんですが、不眠を自力で退治することは、簡単ではないケースが多いのも事実です。

それでは、**不眠の際に、自分の身体をいかに護るかと言えば、とにかく「眠ること」しかないのです。**自力で眠れないならば、薬の力を借りてでも眠ることが、ひいては不眠による身体や脳のダメージ軽減につながります。

現在使われている睡眠薬は、以前に比べて安全性が高くなってきています。とはいっても、薬の使い方によっては注意が必要な場合・状況もあります。

そこで、ここではまず、玉石混交の睡眠薬医療の実態を俯瞰します。そして、認知症予防、「もの忘れ外来」の専門医の立場から、**有効性・安全性にスポットライトを当てた薬物療法を紹介します。**

睡眠薬の始まりはバルビツール酸系の「バルビタール」

一般に知られている睡眠薬の始まりは、１９０３年に実用化されたバルビツール酸系睡眠薬「バルビタール」です。鎮静、麻酔、抗てんかん薬という位置づけで開発された、中枢神経系抑制作用を持つ向精神薬です。現在の睡眠薬とはかなりその内容が異なっています。

バルビタールは、強力な催眠効果がある一方で、依存性や耐性といった副作用のほか、過度の服用によって呼吸停止が起こるなどのトラブルが多発しました。

例えば、**芥川龍之介やマリリン・モンローがこの薬を過剰摂取して亡くなってしまった**、というのは、よく知られているところ。そうした服用過多による危険性から、現在では使われなくなった睡眠薬です。

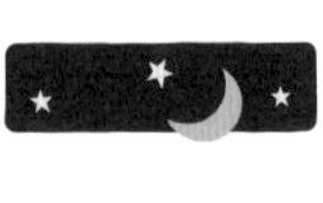

長期にわたって使われている ベンゾジアゼピン系睡眠薬

1960年代になり、より安全な形に改良された「ベンゾジアゼピン系睡眠薬」が登場。以来、ベンゾジアゼピン系睡眠薬は、長く主流の座として安定した地位を確保していて、現在も一般的に使われています。

ベンゾジアゼピン系睡眠薬とは、脳のベンゾジアゼピン受容体に作用して、脳内の抑制性神経伝達物質ＧＡＢＡ（Gamma Amino Butyric Acid：γ-アミノ酪酸）の神経伝達を亢進することで、不安やイライラを取り除き、筋肉を弛緩させ、心身をリラックスさせて鎮静・眠りに導きます。

脳のベンゾジアゼピンには「ω１（オメガワン）」と「ω２（オメガツー）」という二つの受容体がありますが、ベンゾジアゼピン系の薬はその両方の受容体に作用します。**「ω１」は催眠作用、「ω２」は抗不安・筋弛緩の作用**があり、その組み合わせが時と場合によっては、長所にもなり、副作用と呼ばれる短所にもなります。

✧ベンゾジアゼピン系睡眠薬のメリットとデメリット

ベンゾジアゼピン系睡眠薬のメリットは、まず何よりも**即効性があり、確実な効果が期待できる**点にあります。「ω１」の作用に加えて「ω２」の作用は、心配性で不安ごとがあって寝つけない人には効果的。さらに、「ω２」は筋弛緩作用もあるので、肩こりなどの筋肉の緊張緩和にも有効で、初めて睡眠薬を飲む人には安定した効果が得られます。

その一方で、「ω2」の作用には、デメリットもあります。**いちばん注意したいのは、「ふらつき」です。**

メリットにも挙げた筋弛緩作用ですが、例えば、お年寄りが、夜中、トイレに起きたときに、身体に力が入らずに転んでしまい、骨折する例も見られます。これはベンゾジアゼピン系睡眠薬の筋弛緩作用が睡眠時間中に効いているためで、睡眠の途中で起きて動くのは危険なのです。

年齢が若く、肉体的に力があれば、そうした不慮の事故は起こりづらいのですが、老人は基礎体力や筋力がないため転倒してしまうことも。そうしたことから、服用の際の注意として、最初に挙げられているのが「ふらつき」です。

ほかに、**日中も眠気が続いたり、ぼーっとして頭が回らなくなるなどの持ち越し効果や依存性がある**という点も要注意。薬は、人によって合う、合わない、飲み慣れている、いないなどの個人差があります。

慣れてくると効きめが薄れていく耐性ができますが、そのせいで、自己判断で薬を飲む量を増やしてしまうことも。しかし、これは絶対にやってはいけませんよ。

◇服用の際に気をつけておきたいこと

例えば、若い女性ややせていて体重が軽い人、高齢者には、処方する量を特に慎重に決めなければなりません。**体重の差は睡眠薬の作用の差に顕著に影響します。**40kgの女性と80kgの男性が同じ分量の睡眠薬を服用したら、体重の軽い女性に薬の作用が強すぎるのは当然です。

高齢者も同様です。高齢者は内臓の働きが弱っていることを前提に、睡眠薬の量を調節する必要があります。高齢者は半減期（後述）が通常より長いと考えて処方するのが、医者の配慮と言えるでしょう。

ですから私は、例えば1錠1㎎の薬を、その人の体重や体質、身体の状態などに合わせて半分の0・5㎎で処方したり、さらにその半分にするなどしています。これが

「テーラーメイド」という薬の処方の仕方。その人に合った種類の薬を、その人に合った量だけ処方することで、事故が起きるのを未然に防ぐことができます。

ベンゾジアゼピン系睡眠薬は、専門医と相談した容量用法を守り、休薬のヴィジョン（その指示に従って薬の服用を計画的に停止すること）を持てば、恐ろしい薬ではありません。その効能は医療現場でも認められています。むしろ、未だにはびこる睡眠薬に対する誤解と偏見のほうが問題です。

●ベンゾジアゼピン系睡眠薬の主な種類と処方

トリアゾラム（ハルシオン）………半減期2～4時間　催眠・抗不安・筋弛緩
ブロチゾラム（レンドルミン）………半減期7時間　催眠・抗不安・筋弛緩
エチゾラム（デパス）………………半減期6時間　催眠・抗不安・筋弛緩

右記は、多くあるベンゾジアゼピン系睡眠薬の中で、もっとも一般的に処方されている薬です。薬の表記は最初が正式名称。続くカッコ内が、正規に開発された先発品名です。そして、半減期、主作用を表しています。

薬にはジェネリック医薬品が多数あるため、商品名では別の薬かと思われがちです。ジェネリック医薬品は、建前上、先発医薬品と同じ成分で、品質、効きめ、安全性が同等とされるものです。ただ、薬の効果や副作用には個人差もあるため、**服用の際にはどちらを選ぶか医師とよく相談してください。**

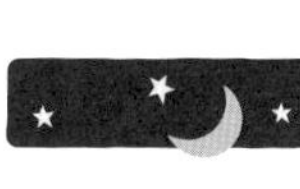

薬が効いている時間を表す「半減期」について

睡眠薬を選ぶときに重要なのが「半減期」です。

睡眠薬の半減期とは、薬を服用してから薬の成分の血中濃度が最高到達時の半分になるまでにかかる時間（薬の効果が半減するまでの時間）のことです。

例えば、睡眠導入剤と言われる超短時間作用型の睡眠薬は、薬が効き始めるのも、薬

半減期による睡眠薬処方の特徴

①超短時間作用型

使い方	効果が3～4時間の超短時間作用型は、寝つきが悪い人に適した睡眠薬で、睡眠の入口をよくしてスムーズな睡眠を促す。
特徴	入眠障害の方、特に、寝入りに不安のある方に処方される薬。半減期が短く、即効性があり、「持ち越し効果」が起こることはほとんどないが、急激な寝落ちによる健忘の例は少なくない。 商品名は「ハルシオン」「アモバン」「マイスリー」など

②短時間作用型

使い方	効果が5～6時間の短時間作用型は、超短時間作用型よりも睡眠効果が少し長く、寝つきの悪い人だけでなく、途中で目覚めてしまう人にも有効。
特徴	入眠時の睡眠誘導だけでなく、中途覚醒を防ぐ効果がある。「持ち越し効果」はあまり生じない。 商品名は「ルネスタ」「レンドルミン」「リスミー」「デパス」「エバミール」「ロラメット」など

③中間作用型

使い方	効果が12～24時間の中間作用型は、寝つきはいいが途中で目が覚めてしまう人に適した睡眠薬。作用が長く続く。
特徴	中途覚醒や早朝覚醒にならないように眠りをコントロール。ただ、その分、翌日に「持ち越し効果」が生じることがある。 商品名は「ベンザリン」「ユーロジン」「サイレース」「ロヒプノール」など

④長時間作用型

使い方	長時間作用型は、効果が24時間以上続く。ゆっくりと長く眠れることを目的とした睡眠薬。日中の生活に不安のある人にも処方される。
特徴	薬の作用が1日中ずっと持続するので、常に眠い状態になる。そのため、一般的な日常生活を送るには不都合もある。 商品名は「ネルボン」「ソメリン」「インスミン」「ドラール」「ダルメート」など

が切れるのも早いタイプ。入眠を手伝ってあげれば、あとは自分で眠ることができる入眠障害の方に処方されます。

今、最も普及しているZ薬(Z-drug)

従来のベンゾジアゼピン系睡眠薬に続いて開発され、今もっとも普及している睡眠薬がZ薬、通称「Z-drug」です。

●Z薬の主な種類と処方

ゾルピデム（マイスリー）………半減期2時間　入眠障害
ゾピクロン（アモバン）…………半減期4時間　入眠・中途覚醒
エスゾピクロン（ルネスタ）……半減期5時間　入眠・中途覚醒

この3種の睡眠薬がZ薬です。ベンゾジアゼピン系睡眠薬の副作用を軽減したことで、より一般に使いやすい薬になっています。

これらの薬がなぜ「Z-drug」と呼ばれるのか。これは、薬名を以下のように欧文表記にするとすぐにわかります。

Zolpidem　Zopiclone　Eszopiclone

このように、どの薬名にも「Z」が含まれていることから、「Z-drug」という呼び名になったわけです。

✧Z薬ではふらつきや持ち越し効果が軽減された

Z薬は1980年代にベンゾジアゼピン系から派生した睡眠薬で、脳のベンゾジアゼピン受容体の「ω1」だけに、選択的に効くようにした薬です。ベンゾジアゼピン系の睡眠薬の筋弛緩作用による「ふらつき」や転倒、抗不安作用による翌日の眠気の持ち越しといった副作用を軽減するために開発されました。

そのため、睡眠には誘導しますが、筋肉が弛緩することはなく、また、不安を解消する効果は低く、翌日の持ち越し効果が起こらない点が特徴です。

一般に、**「非ベンゾジアゼピン系睡眠薬」と呼ばれていますが、この言葉は問題です。**原理としてはベンゾジアゼピン系睡眠薬の骨格を少し変えて、選択的にω１受容体に効くようにしただけ。ＧＡＢＡの働きを高めるという基本は、ベンゾジアゼピン系睡眠薬と同じだからです。

Ｚ薬は、今いちばん処方されやすく、第一選択薬に選ばれることが多い薬です。**ふらつきや持ち越し効果が少なく、半減期が短くなっていることから、高齢者や体重の軽い人、睡眠薬をはじめて服用する方にも処方されています。**

前出の３種類の中で最も使い勝手がいいのは「ルネスタ」。ほかのＺ薬２種より依存性・耐性・健忘性が少ないという特徴があり、半減期も長めです。

また、**ルネスタは１㎎～３㎎まで、３種類があって薬の量を調節しやすいことも利点になっています。**例えば、高齢者は１㎎から始めてみるなどで、事故が起きるリスクを減らすことができます。

問題点としては、薬の効きめ以外のことですが、**特有の嫌な苦み**が耐えられずに脱落するという例もあります。飲んだ次の日まで口の中にビールのような苦味が残り、特に女性はこの苦みが苦手な傾向があります。もちろん、この苦味自体が身体に害を及ぼすものではありません。

ほかの2種の特徴は、**「マイスリー」は寝つきが悪い人によく、中途覚醒がある人には適しません。うつ症状がある人には、中途覚醒が起こらないように「アモバン」を処方する**など、それぞれの薬にあった使い方がされています。

◇見過ごせないZ薬の副作用

Z薬は筋弛緩作用がなくなった利点が転じて、実は思わぬリスクを背負うことになってしまいました。

通常のベンゾジアゼピン系睡眠薬の場合は、筋弛緩作用で身体も動きにくいので、夜中にトイレに行くときにふらつきを自覚するため、無理にトイレに行こうとはしないものです。

ところが、**Z薬では筋弛緩作用が起こらないため、睡眠の途中に夢遊病のようになって、頭は眠った状態のまま動き回ることができてしまう**のが大問題。さらに、服用後に**中途覚醒した際に起こったことを一切覚えていないという一過性の健忘が起こることがあります。**そのために、中途覚醒時の記憶がないまま冷蔵庫の中のものを全部食べてしまう、といった例も決して珍しくありません。

特にダイエットをしている人は、睡眠薬でその抑圧が解かれてしまうと理性も吹き飛んでしまい、**眠った状態で身体が勝手に動いて大量に食べてしまう。そして、食べたことは次の日、まったく記憶がない、**という恐ろしい事態に陥ってしまいます。

こうした特徴から、Z薬は高齢者より若い人の間で問題が起きています。**睡眠薬は記憶を司る海馬に抑制をかけるので、半減期が過ぎるまでの記憶がありません。**特にZ薬は、極端な例ですが、眠りながら夜中に電話で友達と喋ることさえもできてしまいます。

さらに、意識にブレーキがかからないため、普段は理性で抑えている欲望を身体が勝手に動いてやってしまう。しかし翌朝、そのことは覚えていない……。寝ていたはずだったのに、翌朝、冷蔵庫の中の食べ物がなくなっていた、というのはまさにこの副作用によるものです。

◇睡眠薬の服用で起こる大事故の例

特に若い人の場合は、Z薬を飲んで頭は眠っている状態でも筋弛緩作用が働いていないため、走ったり、車の運転をすることができてしまいます。

実際に、意識の制御なしに身体が動いてしまうことで起こる事故が多くみられます。例えば、自殺の意思があるわけではないのに、マンションから飛び降りてしまい死亡、または大怪我をするといった例などです。

さらに**アルコールを摂取してからZ薬を服用すると、薬の効果が強くなり副作用が**

顕著になる危険があるので、アルコールを併せて飲むことには強い警告が必要です。

このように、**Z薬は意識がなくても身体が動かせてしまう危険性があることを**覚えておいてください。**その危険があることから10代20代への処方は要注意と**されています。マイスリーなどのZ薬は中高年や高齢者には良いのですが、こうした副作用から、身体の元気な若い人にはあまりすすめられないという一面も持っているのです。

メラトニン受容体作動薬は自然な眠りに誘導する

「メラトニン受容体作動薬」は、ベンゾジアゼピン系睡眠薬とは別のメカニズムによって作用する睡眠薬です。日本で最初に発売されたのは２０１０年。メラトニンは脳の松果体から分泌されるホルモンで、体内時計の概日リズムに従って夜間に分泌され、覚醒と眠りを切り替えて自然な眠りに誘う作用があります。

そして、メラトニン受容体作動薬は、脳の視交叉上核（体内時計中枢）にあるメラトニン受容体に作用して、**朝日を浴びるとメラトニンの分泌が止まり、約14〜16時間後にメラトニンが分泌され「睡眠モード」になるといった、体内時計に同調させた生理的な眠りのサイクルへと誘導する**のです。

●メラトニン受容体作動薬の主な種類と処方

ラメルテオン（ロゼレム）……………半減期1時間　入眠障害
メラトニン（メラトベル）※小児向け……半減期1・4時間　入眠障害

メラトニン受容体作動薬は「安全性がとても高い」のがいちばんの特徴です。もともと睡眠に深く関わるメラトニンの受容体に作用し、自然に近い生理的睡眠を誘導して入眠を助けます。そのため、依存性がなく、筋弛緩作用も少なく、健忘やふらつきはほとんどありません。そして、入眠障害や中途覚醒には、ある程度有効とされています。

この薬の使用に適しているのは、時差ボケで眠れない方や**高齢者で昼夜逆転による不眠が起きている人。いわば、乱れた体内時計を直すことができれば眠れる、という人のためのもの**です。その安全性の高さから、アメリカでは類似のサプリメントが販売されています。しかしながら、深刻な不眠症で悩む方の場合は、効果が不十分なケースが多いようです。

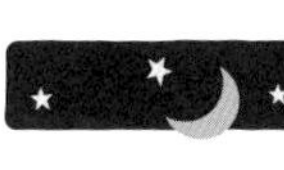

オレキシン受容体拮抗薬は睡眠薬革命を起こすか!?

今、急速にシェアを伸ばしている「オレキシン受容体拮抗薬」は、脳の覚醒を促す神経伝達物質オレキシンの受容体を阻害することで、脳を無理のない自然な形で睡眠状態へ移行させる目的の薬です。

オレキシンは1998年に筑波大学の柳沢正史（やなぎさわまさし）教授と櫻井武（さくらいたけし）教授らがアメリカで発

睡眠に関わる神経伝達物質

覚醒系の神経伝達物質	睡眠系の神経伝達物質
・ノルアドレナリン ・アセチルコリン ・セロトニン ・ドーパミン **・オレキシン（司令塔）**	・GABA ・メラトニン

見した神経伝達物質です。これはまさにノーベル賞級の大発見でした。オレキシンは視床下部で働きます。そしてノルアドレナリン、アセチルコリンなどの覚醒系の他の神経伝達物質が、**覚醒し続けるようにコントロールする司令塔の役割を担っている**のです。

ちなみに、**視床下部とは生命を維持する大切な脳で、摂食・体温調節などの中枢です。**

◇オレキシン受容体拮抗薬の眠りの仕組み

オレキシンがオレキシン受容体に作用すると脳の覚醒システムが活性化して覚醒が維持されます。

逆に、オレキシンの受容体を阻害すれば、脳は自然な形で睡眠状態へ移行していきます。

オレキシン受容体拮抗薬では、オレキシンの受容体を阻害することで、働いている覚醒システムを抑制し、無理なく生理的な眠りにつくことで、睡眠障害（不眠症）を改善する効果が期待できます。眠りと目覚めはまるでシーソーのような関係にあり、オレキシンはそのバランスを決める物質と言えるでしょう。

この薬は**受容体への拮抗作用によってオレキシンが働かない状態にして、自然で無理のない睡眠へ導くことが期待されているのです。**

✧オレキシン受容体拮抗薬の特徴

オレキシン受容体拮抗薬は、今もっとも注目されている睡眠薬で、開発ラッシュが進む睡眠薬界のホープです。日本では、２０１４年のベルソムラに続いて、２０２０年にデエビゴが承認されました。さらにアメリカでも新薬が開発されています。

●オレキシン受容体拮抗薬の主な種類と処方

スボレキサント（ベルソムラ）……半減期10時間　入眠障害、中途覚醒
レンボレキサント（デエビゴ）……半減期47～50時間　入眠障害、中途覚醒

オレキシン受容体拮抗薬は、覚醒と睡眠のサイクルに無理をさせないため、**眠りも目覚めも自然な形でコントロールできると期待できます。**そのために、1日24時間のサイクルや概日リズムに負荷をかけることなく、また中途覚醒も少なく、自然な眠りが得られる可能性があります。そうしたことから、睡眠薬依存のリスクが低い点も特徴です。

その一方で、副作用もあります。**頭痛と悪夢や異常な夢に悩む場合があります。**これはレム睡眠に関連した症状です。よく見られる副作用として、翌日の眠気の持ち越しがあります。これは、薬の半減期が47～50時間（デエビゴの場合）と長いことも影響しています。これは特に高齢者に多く見られるので注意が必要です。

コラム
3

オレキシン発見物語

眠りと目覚めをコントロールする脳内の神経伝達物質の一つ「オレキシン」は、1998年、米国で筑波大学の柳沢正史教授・櫻井武教授らによって発見されました。現在、この物質の研究をもとにした新薬が次々に誕生しつつあります。

オレキシン発見の逸話は、いわば「逆転の発想」によるものでした。通常、新しい神経伝達物質を見つけるときは、神経伝達物質そのものを見つけにいきますが、柳沢教授らは普通の常識では考えられない、逆転の発想を使ったのです。彼らは、神経伝達物質そのものではなく、神経伝達物質が作用する受容体からアプローチしたのです。

神経伝達物質と受容体は「鍵」と「鍵穴」に例えられます。このときは、鍵ではなく、穴を先に見つけたのです。

今まで発見されたことのない神経伝達物質を受け取る受容体が、視床下部の外側野（視床下部は生命活動の中枢といってもよい場所です）でまだ未知の鍵穴があることが見出されたのです。

では、この新発見のオレキシンの役割は？

視床下部は動物としての生命の中枢です。だから「食べる」とか本能的活動に関係しているはず。そして視床下部の外側野は摂食中枢。オレキシンは最初は食べること、摂食に関係している物質だと推測されました。

ところがこの**オレキシンというのは、「人間の覚醒に関わっている」ことが判明した**のです。

オレキシンが見つかったのが1998年でしたが、1999年に、これは「睡眠や覚醒に関係している」と結論づけたのです。

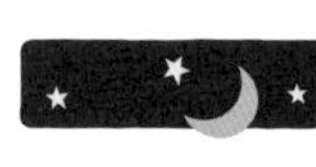

睡眠薬以外で専門医が処方する不眠症治療薬

これまで取り上げてきた薬は、医薬品の分類で「睡眠薬（睡眠導入剤）」として呼ばれている薬です。しかし、これらの睡眠薬では対応しきれない症状の患者さんがいた場合、私たち専門医は次の一手を考えます。**通常の睡眠薬では対処できないような頑固な不眠の患者さんにも、「必ず効く薬がある」からです。**

例えば、**抗うつ薬に分類されている「SSRI」。**これはSelective Serotonin Reuptake Inhibitor（選択式セロトニン再取り込み阻害薬）の略で、脳内の神経間のセロトニンの再取り込みを阻害します。こうした薬の性質から、うまく使えば睡眠を促すことができるのです。薬理作用に基づいた応用とその実証が大切になります。

薬の成分の分析、学会の論文の吟味、そして、多くの経験、可能な限りすべての情報をもとに患者さんに「必ず効く薬」を探し出すのです。

そうした一つの例が、ＳＳＲＩを使って熟睡に導くことです。ＳＳＲＩは安全性の高い抗うつ剤。通常の睡眠薬でうまく眠れない場合に、少量服用することで熟睡できる患者さんは多いのです。

ほかにも、**「デジレル」「リフレックス」も、ＳＳＲＩと同様の、不眠によく使用される抗うつ剤**で特に難治の不眠症にも効きます。そして、**「オランザピン」は不眠の最後の切り札として使用される非定型抗精神薬**です。

◇不眠症の薬物療法の誤解と偏見

不眠症で使われる薬の急性期・長期使用に対しての有効性と安全性・副作用のビッグデータが最近、医学専門誌※に発表されました。

※出典：Franco D C et al., (2022) Comparative effects of pharmacological Interventions for the acute and long-term management of insomnia disorder in adults: a systematic review and network meta-analysis Lancet ;400:178-84

現在、臨床で使用されている睡眠薬に対して、世界中の睡眠医療の専門機関170件のデータがネットワーク解析されたのです。ここではそのデータの要約を具体的にお示しします。

データのまとめ

●急性期（今眠れないというときの睡眠薬）

データによると、ベンゾジアゼピン系睡眠薬とZ薬は多くの場合で明らかに有効性が確認されました。それに対して、メラトニン受容体作動薬とドリエル（睡眠改善薬としてドラッグストアで購入できる薬）の効果は、プラセボと同程度であるとされました。

プラセボというのは偽薬で効果のない成分で作られたものです。例えば、薬と偽って小麦粉を投与したりするのです。薬効成分がなくても、服用者は暗示にかかって多少は効くものです。つまりメラトニン受容体作動薬やドリエルの有効性は極めて低いという結果でした。
またデータで指摘されているのが、Ｚ薬のゾピクロン（先発品名アモバン）とゾルピデム（先発品名マイスリー）の注意点について。どちらも筋弛緩作用が少なく、薬が効いている間でも動くことができるため、階段からの転落や夢遊病が指摘されています。

●長期（長く飲み続けられるかどうか）

継続して使用できる薬としては、Ｚ薬のエスゾピクロン（先発品名ルネスタ）とオレキシン受容体拮抗薬のレンボレキサント（先発名デエビゴ）が効果的で、脱落者も少ないと報告されています。

ここに挙げたデータ結果はほんの一部ですが、私が皆さんにお伝えしたいのは、「必ずあなたに合う睡眠薬がある！」ということです。医師と相談しながら、あなたに合ったより適切な薬を見つけ、不眠を退治してください。

睡眠薬に関するQ＆A

患者さんから聞かれることの多い、睡眠薬に関する疑問をまとめました。

Q 睡眠薬に頼らないほうがいい？

A 不眠症は薬でコントロールするべき

「高血圧は薬に頼らないほうがいい」という考え方が昭和初期は主流でした。しかし、減塩などでどんなに食生活に気をつけても、運動をして肥満予防をしても、なかなか解消されない高血圧には、「降圧剤の服用によって心臓病や脳卒中のリスクを大幅に減少する」というコンセンサスが普及するようになりました。

中高年の血圧の薬による厳重な数値管理は、「健康長寿」の切符なのです。

ところが、睡眠薬にはいまだに誤解と偏見があります。

「不眠くらいで死ぬことはない」「薬に頼るのは精神的に弱い人だ」「薬は一度使い始めると手放せなくなる」などなど。

しかし、**不眠症は高血圧症と同等に、「万病の元」である**ことはＷＨＯ（世界保健機関）も声明しています。

不眠症は、第3章で示したように、高血圧・糖尿病を引き起こし、やがては脳卒中・認知症などのリスクを高めてしまいます。不眠症は薬を使ってでもコントロールするべき状態なのです。

睡眠薬は依存症になりませんか？

A

上手に付き合えば健康長寿の薬になる

これも高血圧症と比べてみましょう。昭和時代、降圧剤の服用を嫌った人はこう言っていました。

「血圧の薬は、一度飲み始めると一生飲み続けなければならなくなる。癖になるから……」

そうではありません。**毎日の血圧のコントロールが未来の健康のために重要だから、薬を飲む必要がある**のです。もし、減塩や運動でダイエットに成功して、血圧が正常化したならば、もちろん薬は必要ないでしょう。しかし、生活習慣に心を砕いても、残念ながら高血圧の人は、降圧剤を飲む必要があるのです。

不眠症の体質の人にとっての睡眠薬も同じです。いつもの睡眠薬で、熟睡できるならそれでいいのです。依存の心配をするより、まず不眠の改善が先。無理に睡眠薬を控えて不眠に苦しむのは、「百害あって一利なし」です。**不眠症の体質の方は、「薬を飲まないほうがいい」のではなく「飲まなければならない」**のです。

いつもの薬でいつでも眠れるのなら、**依存症ではありません。依存症とは、常用量を超えて摂取し、健康を害すること**です。自分にとって飲まないといけない薬には「依存」という概念は当てはまらないのです。

お酒も適度であれば「酒は百薬の長」。ちなみに、「ベンゾジアゼピン系睡眠薬とお酒は同等の依存度である※」という学術データもありますから、薬も上手に使えば依存症で悩むことはないはずです。

依存症というのは、使う量がどんどん増えてエスカレートしていくこと。医師と相談のうえ、上手に付き合っていけば、睡眠薬も健康長寿のための薬になるでしょう。

※「薬物の依存性のデータ」Lancet（http://www.thelancet.com Vol 369 March 24 2007）

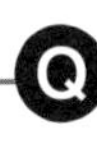

今の睡眠薬で眠れなくなったら？

A まず医師に相談を。自己判断で量の増減をしないこと

「睡眠薬は、飲み続けていると耐性ができて効かなくなる」という方がいらっしゃいます。ところが、私の病院に通院している患者さんは、20年前から同じ睡眠薬を同じ量、あるいは減らして飲み続けている方がほとんどです。それで眠れなくなることは滅多にありません。

ただし、患者さんの飲んでいる薬自体の薬理作用で、効果が減弱しやすいものがありますし、患者さんの置かれた環境が変わることで、同じ薬・同じ量では眠れない、ということもまったくないわけではありません。

まず第一に、医師に相談することです。**自己判断で、勝手に薬の量を増やしたり減らしたりしないことです。**

例えば、薬を減らすには上手な減らし方をしたり、違う薬に切り替えながら徐々にやめていくなど、全体を見ながら最善策を考えます。だから医師と一緒に減らしていくこと。増やす場合でも同じです。自己判断をすると、不眠症の場合は余計に眠れなくなって苦しむことになります。

相談するなら、まず、**親身になってくれる医師かどうかが大前提。**そのうえで、極論に走る医師や持論にこだわりすぎる医師は要注意です。医師にとって大切なのはバランス感覚であり、症状を見て臨機応変の対応ができるかどうか。そして、状況が変わったと思ったら方針を変更する変わり身の早さも必要です。

結論は、良いかかりつけ医を持つことです。

そこでもし、今の睡眠薬で眠れなくなった場合、例えば、**これまでの量で眠れなくなったのなら、そのことをちゃんとかかりつけ医に相談すること。**いろいろな薬の中から最適な薬を選んでくれるはずです。

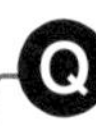

睡眠薬で認知症になりませんか？

A 睡眠薬の「服用年数・累積服用量」と認知症の発症は無関係

「長く睡眠薬を飲んでいますが、そのせいで認知症になりませんか？」という不安を抱えている患者さんがとても多くいらっしゃいます。

ベンゾジアゼピン系睡眠薬の服用によって、認知機能の低下が「抑制される」のか、「変わらない」のか、「悪化するのか」についての論文では、これといった決め手がなく、その内容は玉石混交です。

ただし、高齢者の場合は、「ベンゾジアゼピン系睡眠薬を服用すると認知症になりやすい」という論文が多く見られるのが事実です。それらは、高齢者が不眠になって、ベンゾジアゼピン系睡眠薬を服用することが、結果的に認知症になる後押しをした、と推測しています。ベンゾジアゼピン系睡眠薬を飲み始めて1～2年で認知症と診断されている人が非常に多いのです。

しかしこれは、ベンゾジアゼピン系睡眠薬を飲んで認知症になったわけではなく、**認知症がそろそろ始まるという時期に、不眠症と認知症の警告サインがでてきている**のです。

高齢者は、認知症になっていく警告の症候として、昼夜逆転した生活が始まります。昼の覚醒度が低下すれば夜眠れなくなるのは当たり前。そこにベンゾジアゼピン系睡眠薬を投与しても昼夜逆転の問題は解決しないでしょう。むしろ逆に、抗認知症薬や抗うつ剤で昼間の覚醒度を上げることが重要です。

これらの薬剤はアセチルコリンやセロトニンといった覚醒系の神経伝達物質（215ページ参照）を活性化してくれます。そのため高齢者は、**昼間を活動的に過ごすことで夜に自然な眠りにつく**ことができるのです。

結論として睡眠薬で認知症になるわけではありません。

睡眠薬を飲み始めてからの「服用年数・累積服用量」と認知症の発症とは一切関係がないというデータもあります。若い頃から依存症ではなくて同じ睡眠薬を何十年飲んでいようと、それが原因で認知症にはならないのです。

第5章

薬に頼らず「ぐっすり眠る」ための実践法

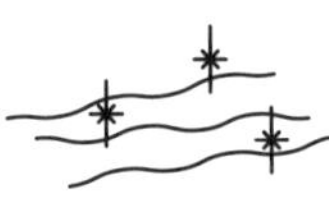

睡眠力を高めるにはオレキシンがカギ！

ここまでお話ししてきて、皆さんは、不眠はご自分の生活習慣が引き金になっているということに十分お気づきでしょう。

私たちの祖先の時代は、現代ほど不眠症が問題にはなっていませんでした。太陽の動きとともに畑を耕し、漁に出て、夜は食事したりお酒を飲んだりして休息する、という生活では不眠症は起きなかったのです。

ところが、現代文明で電気が発明され、一日の過ごし方は劇的に便利になり、変貌しました。夜でも仕事をしたり娯楽を楽しんだりすることが可能になったのです。生活のサイクルは多様化しました。その多様化は、デジタル化時代を迎えてさらに加速しています。

でも、その多様性に、私たちの身体が対応できるわけではありません。そこにはひずみが生じて、不眠、睡眠負債が起きてしまうのです。

そのカギを握るのが、オレキシンを中心とした神経伝達物質です。生体活動に伴い分泌される神経伝達物質により、覚醒すべきか睡眠すべきかが支配されているのです。これまでの章でも要所で解説してきましたが、本章では総まとめとして紹介します。

熟睡できるためには、祖先の時代の生活リズムが理想的。つまり、昼間身体を動かし、活動力を高め、夜は休息するというモードです。夜ベッドに入って、「さー寝よう！」というだけではだめなのです。といっても、農耕時代の生活に戻れといっているわけではありません。デジタル社会と上手に向き合うちょっとしたコツについて最後に記します。

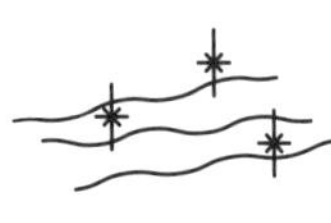

睡眠と覚醒の司令塔はオレキシン

熟睡習慣には、オレキシンがカギを握っています。

オレキシンは第４章の１９４ページでお示ししたように、覚醒に関するノルアドレナリンやアセチルコリンなどに指令をして覚醒状態をコントロールしている神経伝達物質です。ＧＡＢＡなどの睡眠を促す神経伝達物質とバランスをとっています。

次ページの図は、オレキシンを中心に生体活動がどのように変化するかを表したものです。**↓は活性を高める働き、┴は抑制する（鎮める）働き**を表しています。

オレキシンは、さまざまな脳内物質と相互作用があり、その中心で、身体を休める方向にするか、目覚めさせる方向にするかをコントロールしているのです。

オレキシンの多面的作用

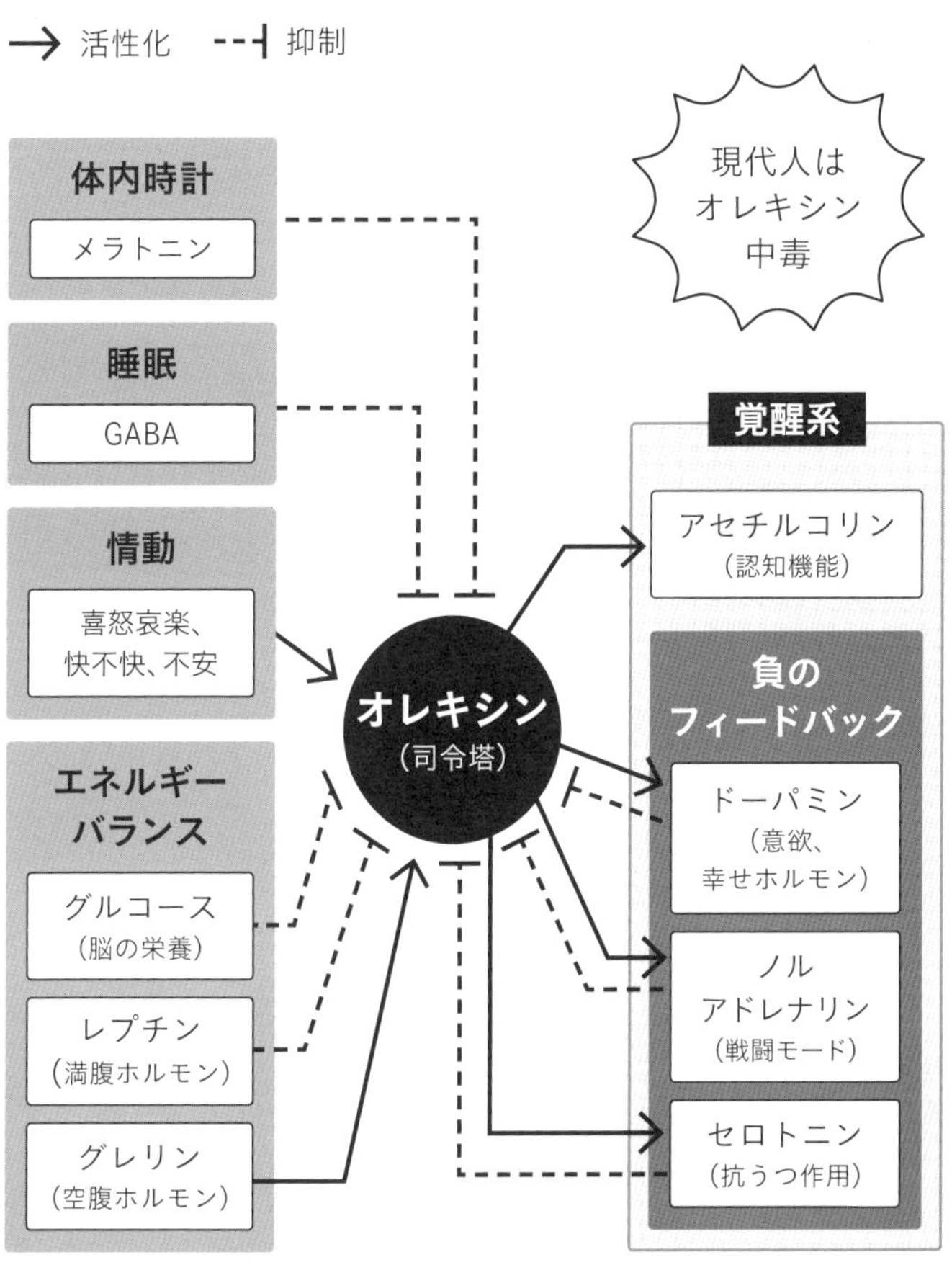

出典：Sakurai T：Nat Rev Neuro 8(3),171-181,2007より改変

オレキシンは、精神、肉体活動が円滑にいくように指揮をしている脳内物質です。長い時間、眠らないで活動していると効率が悪くなるため、私達の身体の起きている状態と眠っている状態の切り替えを行っているのです。

オレキシンが脳内で活性化している状態では、「覚醒せよ！」という指令が出ます。逆にオレキシンの働きが弱まると、身体を休めるモード、眠る状態へと導かれていきます。ところが、現代人の脳は、「覚醒せよ！」と刺激ばかりするサイクルになってしまい、いつの間にかオレキシン中毒になって睡眠負債を起こしてしまうのです。

◇体内時計を司るメラトニン

オレキシンと相互に作用する脳内物質の一つが215ページの図の左側の**メラトニン**です。脳の松果体から分泌されるホルモンで、体内時計（概日リズム。1日24時間周期のリズムに関わる生物時計）に働きかけて、覚醒と睡眠を切り替えて**自然な眠りを誘う作用**があります。メラトニンが弱まると昼間オレキシンの分泌が増え、活動的になり、逆に夜にメラトニンが分泌されるようになるとオレキシンの働きは弱まり、睡眠モードになります。このことからメラトニンは「体内時計ホルモン」と呼ばれます。

メラトニンの分泌は主に光によって調節されています。光を浴びることで弱まり、目覚めてから14～16時間後に体内時計からの指令が出てふたたび分泌されます。一日の活動では、朝起きて太陽の光を浴びると、メラトニンの分泌はしばらくの間弱まりますが、夜、暗くなってメラトニンの分泌が増えるにしたがって、眠たくなるのです。

ところが、**夜間にスマホの光やコンビニの強い光を浴びると、メラトニンの分泌が再び弱まってしまい、オレキシン優位のまま夜を迎えることになると眠れなくなってしまいます。**

加齢に伴い、メラトニンの分泌は減るので、年をとると夜間に目が何度も覚めたり、朝早く目が覚めるようになるわけです。

✧睡眠の質を整えるＧＡＢＡ

ＧＡＢＡは正式名をγ‐アミノ酪酸と言い、神経の興奮を抑えて心身をリラックスさせる脳の神経伝達物質です。**不安やイライラを取り除いて、副交感神経型が高まり、睡眠へと導く作用**があります。

２１５ページの図を見ていただくと、ＧＡＢＡはオレキシンに支配されることなく抑制する働きがあることが示されています。

ＧＡＢＡの作用を増やして脳の興奮を抑えて睡眠作用を起こすのが、ベンゾジアゼピン系睡眠薬です。この後紹介しますが、食生活でＧＡＢＡを増やす方法では、ＧＡＢＡを増やしすぎて、眠くなりすぎたり、依存症になることはありません。

しかし、ベンゾジアゼピン系睡眠薬からＧＡＢＡを増やす方法では、容量依存性で、ＧＡＢＡが増えすぎる場合があり、昼間の眠気など副作用が生じることは、第４章でお伝えしました（１８０ページ参照）。

◇喜怒哀楽などの情動は覚醒させる

大脳辺縁系は、情動（感情の動き）を司っている脳の領域で、感情が昂ぶるとオレキシンの分泌が増え、注意力も高まり、「覚醒せよ！」というモードになります。

これは人類の歴史でも、**生命を護る機能**です。目の前で蛇やライオンに遭遇した際、「恐ろしい！」と不安を感じることでオレキシンが活性化し、覚醒モードが高まります。そのため、「逃げるべきか？　戦うべきか！」の判断が瞬時になされ、機敏な行動がとれるのです。

眠る前にホラー映画などを観てしまうと、脳を興奮させ、寝つきが悪くなってしまいますのでご注意を。

逆に、感情を揺り動かさない刺激では、オレキシンは活性化されません。つまらない授業で眠くなるのは、このためです。

◇オレキシンは代謝によっても制御される

オレキシンは、代謝に関わるグルコース（ブドウ糖）やレプチン、グレリンといったホルモンによっても制御されています。グルコースは血中から全身の細胞に取り込まれ、エネルギー源となります。血液中に含まれるグルコースの濃度が血糖値です。高血糖ではオレキシンは抑制されます。食後に眠くなるのはこのせいです。

逆に血糖値が低いときは、オレキシンは活性化されます。人類の歴史で最も怖いのは飢餓でした。お腹がすいているのに、「寝ている場合じゃないだろ！　早く獲物を探せ！」というオレキシンの指令が脳を覚醒させるのです。

レプチンは、別名「満腹ホルモン」。食後に脂肪組織から分泌されます。脳の視床下部に満腹を知らせるサインを送り食欲が抑制され、エネルギー消費を亢進し、結果として血糖値を下げます。食事をして血糖値が上がるときに、レプチンはオレキシンを抑制します。血糖値やレプチン値が下がると、逆にオレキシンは活性化されます。

レプチンとは逆に、**グレリンは食欲を亢進させるホルモンで、別名「空腹ホルモン」です。**空腹時の胃から分泌されて、血液中を通って脳に作用して食欲を刺激し、空腹感をもたらします。このとき、オレキシンを活性化させます。

空腹で寝ようとしても眠れないのは当たり前で、レプチンとグレリンのバランスを保つためにも、就寝前であっても適度に食べたほうがいいのです。

コラム 4

レプチンとグレリンの バランスが睡眠と肥満予防の決め手に！

睡眠と食欲の関連で、レプチンとグレリンを紹介しました。

レプチンは食後に血糖値を下げて食欲を抑制するホルモンですが、オレキシンを抑制します。だから食後は眠たくなるのです。逆に、グレリンは食欲を亢進させるホルモンで、オレキシンを活性化させます。飢餓状態では覚醒度が増すわけです。

レプチンとグレリンのバランスが取れていれば問題ないのですが、**睡眠不足になるとレプチンの分泌が抑制され、グレリンが増加し、食欲がアップし肥満に至ります。**

そして、レプチンの減少とグレリンの増加は、共にオレキシンを活性化させ不眠が増悪する悪循環を引き起こします。

このように食欲に関わるレプチンやグレリンが、覚醒・睡眠に関係するオレキシンと深く関係しています。

そのため私たちの睡眠の問題は、体型の問題とも言えるのです。

✧覚醒系の神経伝達物質とオレキシンの関係

２１５ページの図の右側は覚醒系の神経伝達物質です。

アセチルコリンは認知機能に関係する神経伝達物質。**ドーパミン**は報酬、意欲、好奇心、やる気、元気に関する神経伝達物質。**ノルアドレナリン**は、交感神経の花形で、自律神経に働きかけて、血圧や脈拍を上げて血流量を増やしたり、活動しやすい状態を作ります。

セロトニンは、ノルアドレナリンとドーパミンをコントロールして、気持ちを落ち着かせます。抗うつ作用もあります。また、朝のすっきりとした目覚めを促して、自律神経を整えています。**ノルアドレナリンが戦闘モードを高め、セロトニンは不安もなく安らかに活動性を高める**イメージです。

注目すべきは、アセチルコリン以外の**ドーパミン、ノルアドレナリン、セロトニンは、オレキシンに対して「負のフィードバック」が働くということです。**

どういうことかと言うと、オレキシンから「覚醒せよ！」という指令がたくさん出過ぎると、逆にもう十分だからとオレキシンを抑制するように働くのです。

そのためには、昼間を活動的に過ごして、これら覚醒系の神経伝達物質を増やしておかなくてはなりません。**昼間をただぼーっと過ごしているだけでは、負のフィードバックは働かないので、夜もオレキシンが活性化したままで眠れないのです。**

高齢者の方が昼夜逆転して眠れないのは、負のフィードバックが行われないため、夜もオレキシンが活性化しているためと考えられます。

コロナ禍で不眠の方が増えたのは、活動を制限されたのですから、当たり前のことなのです。

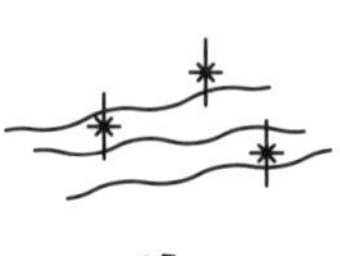

生活習慣を改善すれば薬はいらない

オレキシンとそれをとりまく神経伝達物質が、私たちの覚醒と睡眠をコントロールしていることがわかったところで、では実際に何をすればいいかを解説します。

①昼間の活動量を増やす
②朝の太陽を浴びてメラトニン分泌を高める
③規則正しい食習慣でオレキシンをコントロールしてレプチンを増やす
④就寝時に空腹のまま寝ない。血糖値を上げ過ぎないものを少し食べる
⑤腸活で自律神経をととのえる
⑥深部体温を下げる食べ物を摂る
⑦GABAで睡眠の質を高める
⑧地中海式ダイエットを取り入れる

①昼間の活動量を増やす

昼間に活動することは、ノルアドレナリンやセロトニン、ドーパミンの分泌を増やす

生活をすることになります。そのため、規則正しく過ごして、生活リズムを保ち、身体や脳に刺激を与えて、日中の覚醒を維持することが大切です。

昼間にこれらの神経伝達物質が十分出ると、夜に負のフィードバック作用が働き、オレキシンの「覚醒せよ！」という指令が抑えられます。

まず、**起床したら、明るい太陽の光をしっかり浴びましょう。14～16時間後にメラトニンのスイッチが入ります。**昼間は散歩やストレッチなどの身体的活動をしたり、会話するなど他者と触れ合って脳を活性化させます。昼寝をするなら昼食後から15時までの間に30分程度に抑えてください。

私は、患者さんにアルツハイマー病の予防には、**「認知予備力」を強くする生活習慣をすすめています。**認知予備力とは、老化による体調不良や認知症から私たちを護ってくれる力で、**「知的活動」「地中海式ダイエット」「有酸素運動」「社交性」「熟睡習慣」の要素がうまく重なり合うのが理想**です。昼間の活動にぜひ認知予備力を強くする習慣を取り入れてください。

例えば、知的活動なら、一人でやるクロスワードパズルよりは対戦相手がいるトランプや囲碁など。スマホアプリのゲームで対戦相手がいるものもありますが、リアルなコミュニケーションの効果には程遠く、あまりおすすめできません。

運動でも、人と関わる要素がプラスされるもの、ジムのクラスに通う、複数で行うスポーツのクラスに参加するなどがおすすめです。人と共に行うダンスや、ゴルフ、テニスなど競技性にある運動は戦闘モードになれ、ノルアドレナリンが活性化します。

また、散歩やサイクリング、水泳、ヨガなどは、**「リズム運動性」**があり、セロトニンが活性化し、デフォルトモード・ネットワークのスイッチを入れます。

散歩は、単なる運動でなく、季節の移り変わりや気温の変化や風を感じて、五感で受け止めることができ、脳過労の解消にも有効です。

②朝の太陽を浴びてメラトニン分泌を高める

朝起きてから太陽の光を浴びることは、夜にメラトニンのスイッチを入れるために大切です。毎日決まった時刻に起きる生活習慣をすることで、睡眠時間も安定するようになります。

夕方にかけては、休息モードを心がけ、スマホなどの強い光を見ないこと。せっかくメラトニン分泌が増えてきたところに、強い光を浴びることで、メラトニン分泌が抑えられてしまい、寝つきが悪くなってしまいます。

また、食事からは**メラトニンの材料となるトリプトファンを含む食べ物を摂取しましょう。乳製品、肉類、豆類、大豆製品、筋子、たらこ、バナナ、アボカドなど**です。**ビタミンB_6を含むにんにく、ピスタチオ、玄米、レバー、マグロ赤身、カツオ、鶏ささみ、鶏胸肉、鮭など**と一緒に摂ることで、トリプトファンの合成が促進されます。

③規則正しい食習慣でオレキシンをコントロールしてレプチンを増やす

「決まった時間に食事をして、よく味わい、噛んで食べる」という食習慣は、オレキシンとそれに伴う筋肉での糖代謝が活性化すると言われ、**肥満の予防**にもなります。これは、オレキシンが脳の視床下部の摂食中枢にあり、覚醒・睡眠のコントロールだけでなく、情動やエネルギーバランスに応じて摂食行動もコントロールするからです。

レプチンを増やすことは、睡眠の改善とダイエットにもつながります。**レプチンを増やすには、しっかりとタンパク質を摂取しましょう。**肉ばかりでなく、魚、卵、チーズ、豆類などの動物性タンパク質と植物性タンパク質をバランスよく摂取しましょう。また、**グレリンを減らすには、強度の高い運動をする**とよいことが研究でわかっています。

④就寝時に空腹のまま寝ない。血糖値を上げ過ぎないものを少し食べる

オレキシンは摂食行動もコントロールしているとお伝えしました。空腹時は、「覚醒せよ！」という指令が出てしまうので、どうしても眠れない場合は、**寝る1時間くらい前に血糖値をゆるやかに上げる食べ物であれば食べたほうが寝つきはよくなります。**

「血糖値をゆるやかに上げる」と申し上げたのには訳があります。甘いものなどを食べて、血糖値スパイク（食後の血糖値が急上昇、急降下を起こすこと）の状態で寝てしまうと、血糖値が2～3時間後に急激に下がり、オレキシンが活性化して目が覚めてしまうことになるからです。

そこで低ＧＩ（※1）のものを食べて、ゆるやかに血糖値を上げることが重要です。**夜食におすすめの低GI食品は、牛乳、ヨーグルト、チーズ、キウイフルーツ、いちご、りんご、ブルーベリー、ナッツ類など。**

ヨーグルトやチーズは、消化がよく腹持ちもいいので、胃がもたれることもありません。ヨーグルトにはオリーブ油とフルーツを入れるのもおすすめです。過量のフルーツは血糖値が上がりやすいので控えめに。

空腹が満たされ、レプチン値が上がることで血糖値を下げる相乗効果も期待できます。また、**オリーブ油を入れると腸まで届き、副交感神経を刺激してリラックス効果も得られます。**

台湾の研究では不眠症の人に、**寝る前にキウイフルーツを食べさせたところ、不眠**

※1　炭水化物を含む食品を食べたときに血糖値の上がりやすさを表した指標である、GI(グリセミック・インデックス)が55以下の食品。

症が改善したという論文も出ています（※2）。キウイフルーツには、抗酸化物質とセロトニンが豊富に含まれており、睡眠障害の解消に役立つようです。**セロトニンはマグネシウムを含む食べ物を摂ると**、生成されやすくなります。**くるみ、アーモンド、落花生などのナッツ類。緑黄色野菜、豆類、ごま、海藻類、魚介類などです。**

旬のフルーツには体温を下げてくれる作用があるので、熱帯夜の入眠効果が期待できます。

また、コロナ禍で、睡眠市場が活性化して、ストレスを緩和して、睡眠の質を上げる乳酸菌飲料が市場を伸ばしているようです。整腸効果で目覚めをよくする機能が人気の理由だそうです。これらも取り入れてみるのもいいかもしれません。

⑤腸活で自律神経をととのえる

自律神経の働きは、加齢とともに衰えます。個人差もありますが、女性は40代、男性は30代から自律神経の働きが落ち始めます。自律神経は身体の各器官の生命活動を

※2　Hsiao-Han Lin et al.,(2011)Effect of Kiwifruit consumption on sleep quality in adults with sleep problems,Asia Pac J Clin Nutr. 20(2):169-74

維持するために自分の意思とは無関係に、絶えず働き続けています。

自律神経は、交感神経と副交感神経に二分されます。交感神経は、心身の活動性を高めるために働きます。逆に副交感神経は、休養のために働きます。健康のためには、交感神経と副交感神経のバランスが重要です。ところが、年を取ると副交感神経の働きが下がり、そのバランスが崩れがちになるのです。

そこで自律神経をととのえるには腸活がおすすめ。**腸の蠕動（ぜんどう）運動が活発になると副交感神経が優位になるからです。**

発酵食品や食物繊維とオリーブ油を毎日の食事に取り入れるようにしてください。発酵食品や食物繊維のおすすめは、**納豆、キムチ、ヨーグルト、キウイフルーツ、りんご、きのこ類、豆乳**などです。

⑥深部体温を下げる食べ物を摂る

眠りにつくときには、深部体温を下げることで脳と身体をしっかりと休息させる仕組みがあります。ぐっすり寝のためにも、身体の深部体温の低下がスムーズに行われることが大切なのです。

グリシンが含まれる食べ物には、身体の深部体温を下げる効果があります。グリシンは、エビ、イカ、カニなどに含まれます。

また、**旬の夏野菜にも身体を冷やす作用があります。キュウリ、トマト、ゴーヤー、ナス、オクラ、レタス**などです。

⑦ＧＡＢＡで睡眠の質を高める

ＧＡＢＡを増やすとオレキシンの活性を抑制して、睡眠の質を高めたり、血圧を下げる効果が期待できます。

ＧＡＢＡは、**野菜（トマトやケール、パプリカ）や果物（メロンやブドウ、バナナなど）、乳酸菌発酵食品（漬け物やヨーグルト）、米、雑穀類、トマト、ブロッコリースプラウト、カカオ**などから摂取できます。

また、**緑茶のうま味成分に含まれるテアニンにも睡眠の質を高める作用があります。**血流を通して脳に運ばれたテアニンは、ＧＡＢＡやグリシンの増加を促し、ノルアドレナリンを抑え、ドーパミンの分泌を促します。副交感神経を優位にすることで睡眠の質を向上させる効果も期待できます。

緑茶なのでカフェインによる覚醒作用が気になるところですが、テアニンにはカフェインの興奮抑制作用もあるため、睡眠の質の向上のためには有効と考えられています。

⑧地中海式ダイエットを取り入れる

地中海式ダイエットは、アルツハイマー病のリスクを軽減させる食事法として有力です。地中海式ダイエットとは、私たちが日常会話で使っているやせることを目的としたダイエットではなく、「伝統的な規定のある食生活」を指しています。

ギリシャのクレタ島の伝統的な食事法で、次ページの４つの大きな特徴があります。

地中海ダイエット

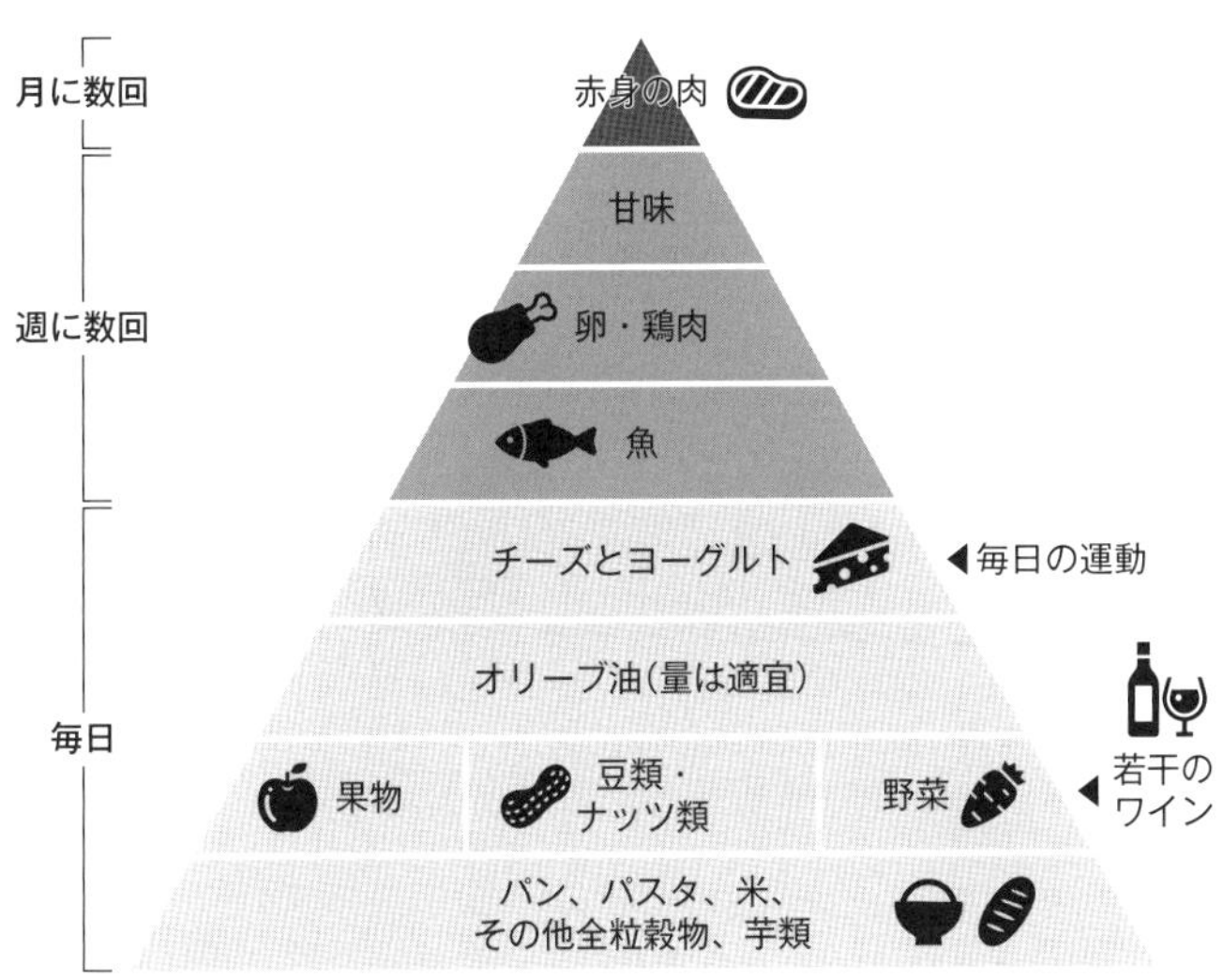

特徴

①毎日、一年中、野菜・果物・穀物・豆類を、種類も量も豊富に食べる
②オリーブ油を多用する
③低脂肪の乳製品を毎日、少量摂取する
④動物性脂肪は魚を中心に摂る

これらはこれまでに挙げてきたオレキシンの活性をコントロールする食事法に似ていると思いませんか？

実は、序章52ページで紹介したOECD加盟国の睡眠時間の上位の国の中に、地中海の国がトルコ、ギリシャ、スペイン、イタリア、フランスと5カ国も入っているのです。この地中海式ダイエットは、伝統的な和食のメニューにもとても似ています。総摂取カロリーや摂取動物性脂肪は控えめで、穀物や豆類、野菜や魚を多く摂ります。そのため、栄養バランスがよく、多種のビタミン類を効率よく摂取できる健康食と言えるでしょう。

私たち日本人は、和食を中心にオリーブ油と乳製品をプラスして摂ることを心がけてください。

おわりに

睡眠の大切さにご共感いただけたでしょうか？
さらに、皆さんの不眠の正体は判明したでしょうか？

「寝る子は育つ」「寝る子は息災」

映画『悪い奴ほどよく眠る』の時代より前、日本には私たちの健康にいかに睡眠が重要か！　を教える「ことわざ」がありました。

先人は、熟睡習慣が、心技体のバランスや、生活のパフォーマンスを高めることを知っていたのです。さらに、万病の最強予防法であることも知っていました。日本も元気だったバブル時代、皆が猛烈に働き、思いっきり遊び、そしてよく眠っていました。

ところが情報化社会、デジタル社会のスマホ依存、不安な社会は、私たちから大切な睡眠を奪ってしまったのです。

閉塞的で暗澹（あんたん）とした不安な時代の突破口は、皆さんの熟睡習慣であると信じています。

生活習慣を変えれば睡眠が変わる。
睡眠が変われば脳が変わる。
脳が変われば、人生が変わる。
人生が変われば世界が変わる。

本書で提案した熟睡習慣を身につけて、ぜひ元気を取り戻してください。

奥村　歩

参考文献

『ボケない技術－「もの忘れ外来」の現場から－』(奥村歩著、世界文化社)
『「うつ」にならない技術－脳神経外科医が教える「予防」と「気づき」－』(奥村歩著、世界文化社)
『「脳卒中」を防ぐ技術－脳神経外科専門医が教える－』(奥村歩著、世界文化社)
『40代からはじめるボケない生活術』(奥村歩著、静山社文庫)
『脳を休める技術－デキる人は脳を鍛えずゆるめている－』(奥村歩著、カンゼン)
『もの忘れは治る！－40代～60代の「問題ないもの忘れ」と「危ないもの忘れ」－』
(奥村歩著、さくら社)
『MCI(認知症予備軍)を知れば認知症にならない！』(奥村歩著、主婦と生活社)
『スマホ脳の処方箋－10の生活改善テクニックで脳の疲れがみるみるとれる！－』
(奥村歩著、あさ出版)
『その「もの忘れ」はスマホ認知症だった－10万人の脳を診断した脳神経外科医が教える－』
(奥村歩著、青春出版社)
『脳の大掃除－もの忘れ、認知症を撃退！－』(マキノ出版ムック)

著者 奥村 歩（おくむら あゆみ）

脳神経外科医。おくむらメモリークリニック理事長。
岐阜大学医学部卒業、同大学大学院博士課程修了。アメリカ・ノースカロライナ神経科学センターに留学後、岐阜大学附属病院脳神経外科病棟医長併任講師等を経て、2008年に「おくむらメモリークリニック」を開院。「もの忘れ外来」を中心に、全国から毎日100人以上の受診者が来院し、これまでに10万人以上の脳を診断。認知症やうつ病に関する診察を専門とする。日本脳神経外科学会（評議員）・日本認知症学会（認定専門医・指導医）・日本うつ病学会などで活躍している。『ボケない技術』（世界文化社）はベストセラー。著書多数。スマホ依存による「スマホ認知症」についても警鐘を鳴らしている。近著に『スマホ脳の処方箋』（あさ出版）がある。NHK「あさイチ」、テレビ朝日「羽鳥慎一モーニングショー」などに出演。

スマホ脳・脳過労からあなたを救う
脳のゴミを洗い流す「熟睡習慣」

2023年10月10日　第1刷発行
2023年11月20日　第3刷発行

著　者　　奥村　歩
発行者　　徳留 慶太郎
発行所　　株式会社すばる舎
　　　　　東京都豊島区東池袋3-9-7　東池袋織本ビル　〒170-0013
　　　　　TEL　03-3981-8651（代表）　03-3981-0767（営業部）
　　　　　https://www.subarusya.jp/
　　　　　FAX　03-3981-8638
印　刷　　ベクトル印刷株式会社

落丁・乱丁本はお取り替えいたします。

ISBN978-4-7991-1164-2